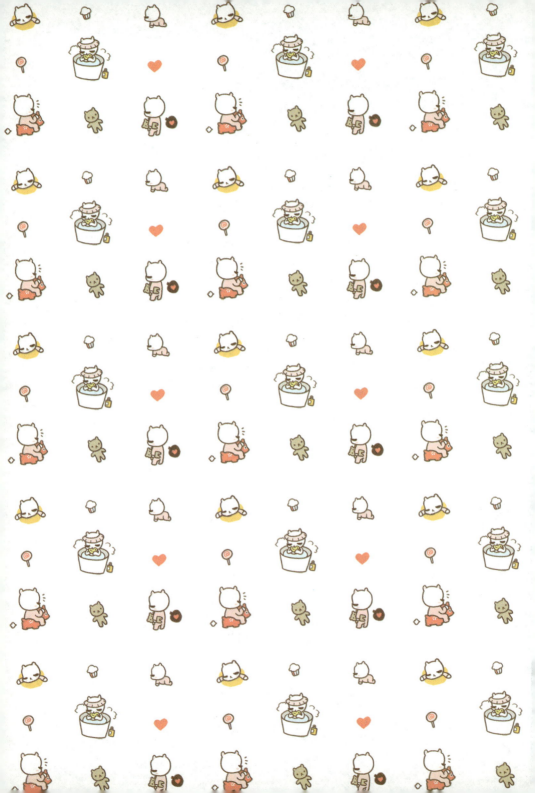

格子左左 育儿日记

格子左左 编绘

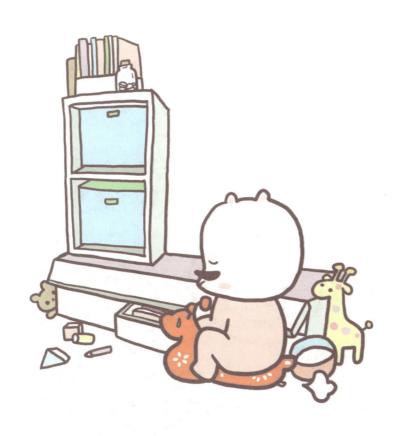

世界图书出版公司

上海·西安·北京·广州

作者简介

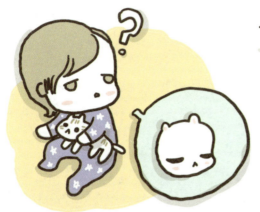

格子左左（笔名）

真名：左君

国内知名漫画家 插画师

曾出版作品：《眼角的那一朵云》《上班有点困》
《糗男糗女》《大肚皮日记》

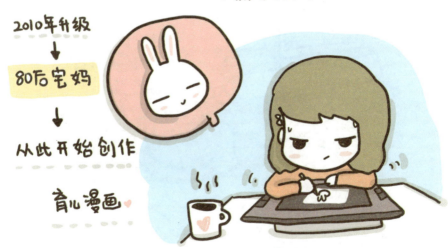

2010年升级
↓
80后宅妈
↓
从此开始创作

育儿漫画♥

关于格子左左的新书

文／李蕾

　　我单身，没有孩子，有一天可能会老到被猫咪讨厌。但我并不认为自己孤单。只有妈妈会说：有一天我们不在了，剩下你一个人怎么办呢？

　　这种话真可怕，它让我受尽威胁，好像已经失去了一切。

　　后来她说：你生个孩子吧，或者去领养一个小女孩，以后可以陪伴你。我终于明白了，在妈妈看来，即便我失去一切，甚至失去她，只要我有一个孩子，就还能幸福。

　　我觉得快要哭了，幸福是多么古怪的感受啊，没做过父母的人也许很难理解。

　　2010年，格子左左做了妈妈，时隔3年的育儿生活体验，有了育儿绘本的诞生。

　　我爱这本书，因为那些文字和图画特别温暖，连吐奶和撒尿都显得生气蓬勃，我边看边想：这个世界从来不完美，但是不用怕，每个女人都可以为所爱的人生一个孩子，并且把她养大，像太阳一样活下去。

我的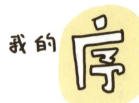

——致亲爱的读者 ♥

超感谢读这本绘本的你 ♥

　　我给我的女儿起名"忆"，是因为我认为，我们的所有情感，都依赖记忆。

　　如果记得爱，会一直爱下去吗？我希望是这样子。

　　好想通过这本书，能让长大后的小忆知道，妈妈好爱你 ♥ 妈妈以后想做你最值得信任的好朋友，可以一起逛街，一起唱K，一起旅行……妈妈最大的希望是你幸福快乐！

　　说实话，养育一个孩子是很辛苦的事，这个绘本也许没有权威，不够专业，但这是一个80后妈妈的亲身经历，微观体验，分享给大家，希望你们喜欢 ♥

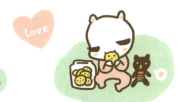

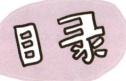

目录

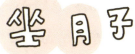

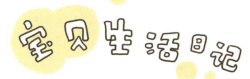

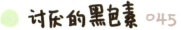

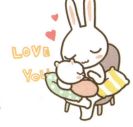

1

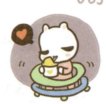

妈妈的华丽变身

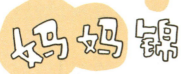

妈妈锦囊

番外篇

人物介绍

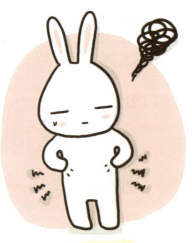

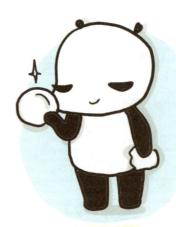

格子兔

性别：女
爱画画的宅妈 ♥

P同学

性别：男
经济适用男+奶爸

和大多数年轻父母一样，宝宝的出世让我们有开心，有惊喜……也有数不尽的琐事和酸甜苦辣！

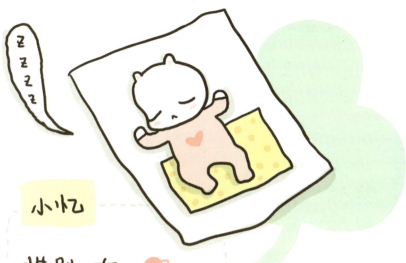

小忆

性别：女 🪐

10后"吃喝拉撒睡星人"⭐

家庭成员……

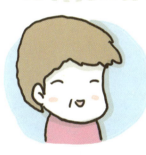

手脚麻利的
格子妈

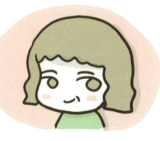

时髦又能干的
婆婆

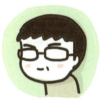

最疼爱小忆
的公公

多亏了两位"妈妈"大人的帮助…… 尤其是公公婆婆，
劳苦功高！ 👍

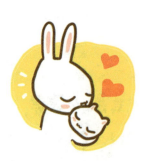

坐月子·

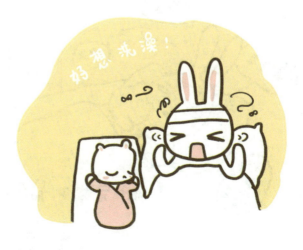

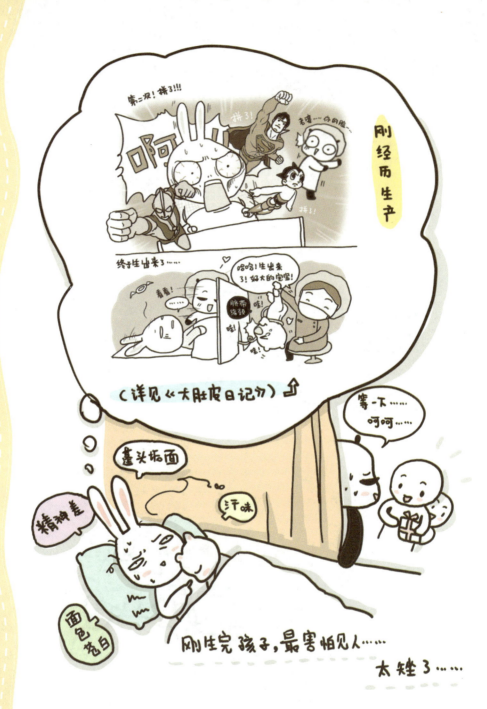

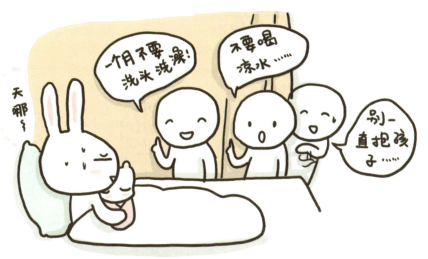

还被轮番 七嘴八舌……♪

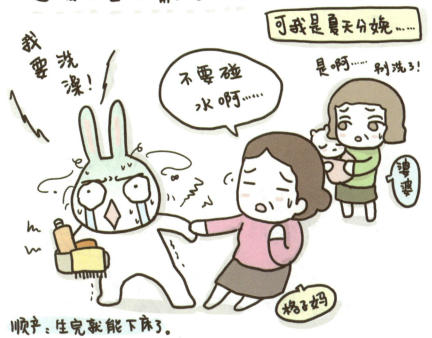

顺产：生完就能下床了。

产褥期 Puerperium

Vs 坐月子

怀孕时很认真学习了 → "产褥期保健"

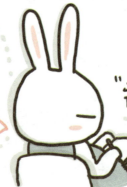

难道是月子没坐好?!

可是……
现在手脚冰凉
畏寒 体弱……

（经验分享 仅供参考）

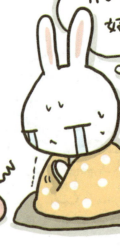

	产褥期	坐月子
时间	6-8周 ✅	一个月
环境	通风，可用空调 ❓	忌吹风，禁空调
饮食	分娩后一周 无渣食物 ⇒ 均衡饮食 ❓	忌生冷食品 米酒替代水 催奶汤
产后活动	适当锻炼 ❓	不宜起床
产后护理	冬天 一周后沐浴 夏天 3天后沐浴 注意卫生清洁 ❓ 可以刷牙洗脸	不宜沐浴 不宜洗头 不宜刷牙

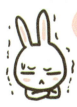

个人体验：我提倡科学保健，可试过以后，才发现自己很多"扛不住"呀……感觉最明显的是"怕冷"……传统的说法莫非是真的?!

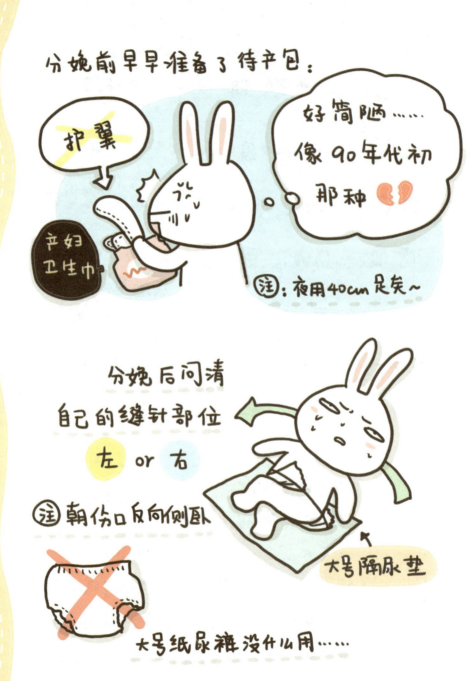

最严重的是……便秘！

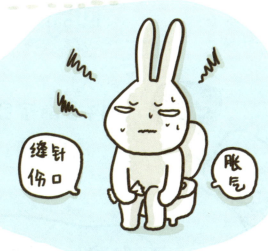

不敢用力……用力也没用……

忌 胀气食品

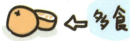 ← 多食

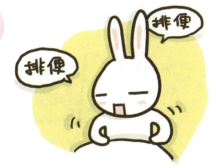

坐起来适当活动~
缓解便秘！

吸奶·喂奶的时差

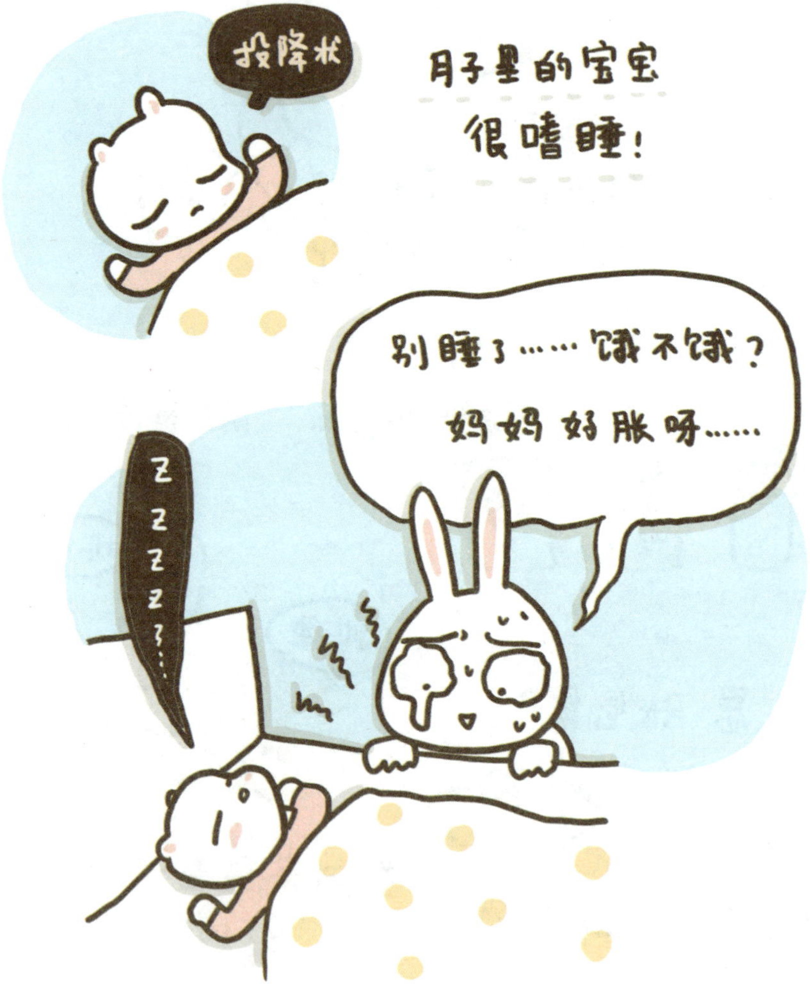

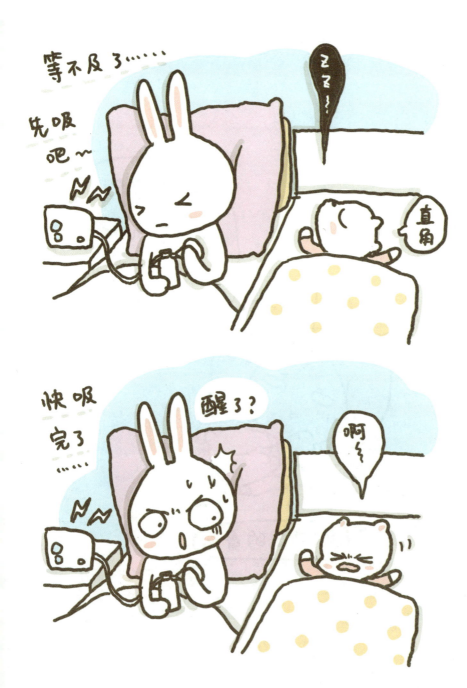

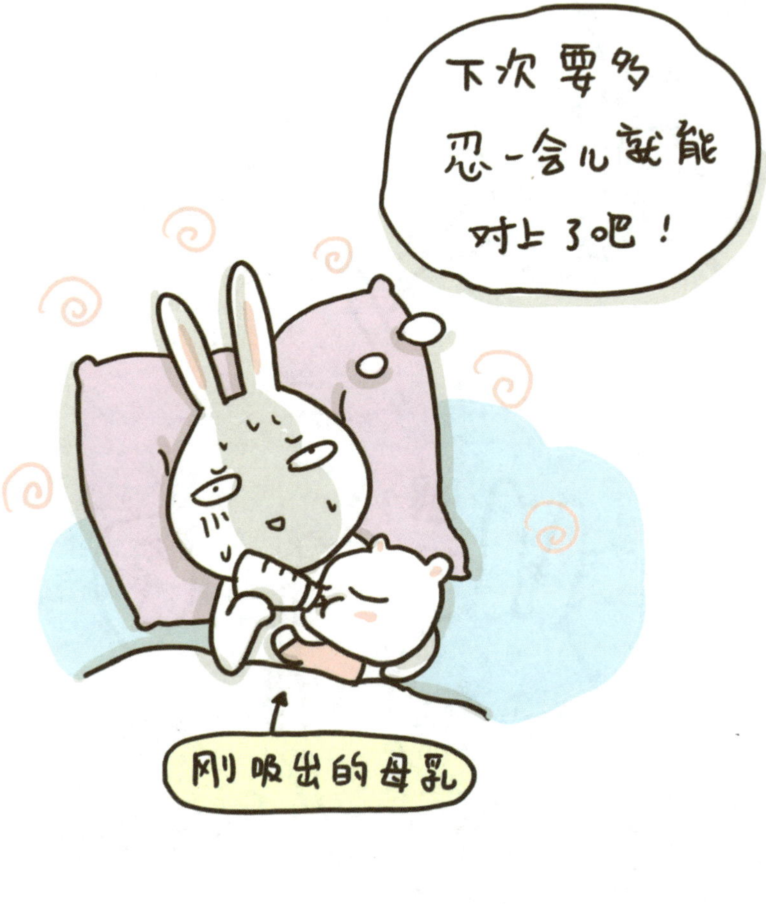
下次要多
忍一会儿就能
对上了吧！
刚吸出的母乳

嘴唇蜕皮怎么办？

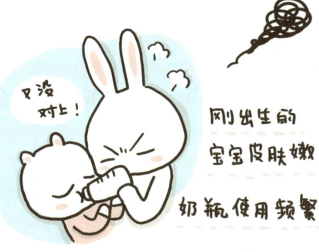

ㄚ没对上！

刚出生的
宝宝皮肤嫩

奶瓶使用频繁

结果导致 → 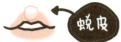 蜕皮

答 不用担心～

只要别
让宝宝
吃下去
了……

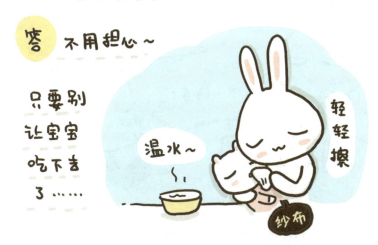

温水～

轻轻擦

纱布

月子里的妈妈

① 产褥汗

分娩后的头一个月
出汗特别厉害~

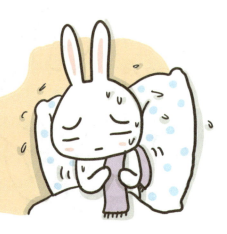

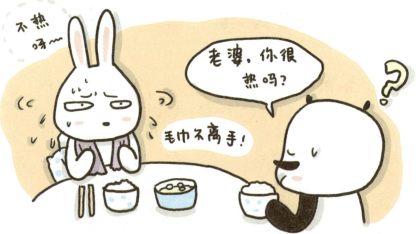

不热呀~

老婆，你很热吗？

毛巾不离手！

一阵一阵的……一个月后会好转，小心感冒！

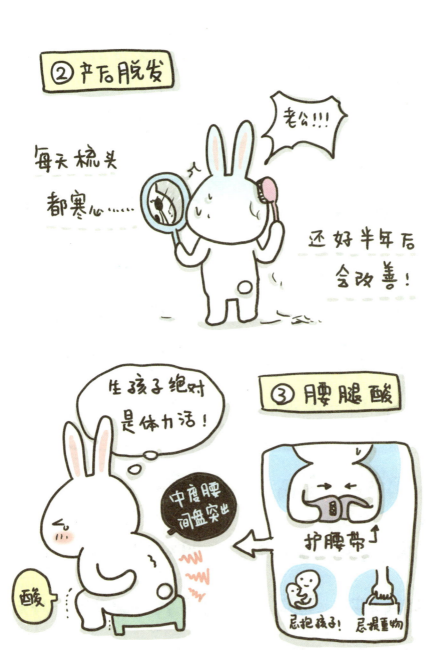

④ 情绪混乱

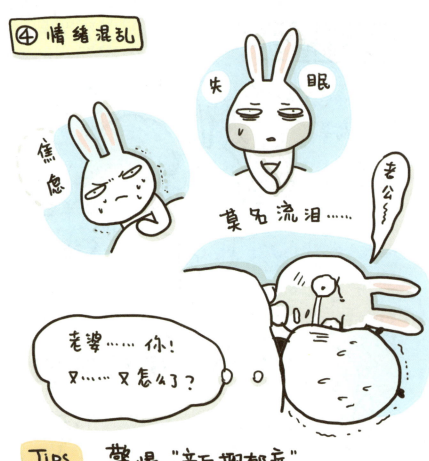

Tips：警惕 "产后抑郁症"

常见症状：悲伤哭泣　担心多虑　胆小害怕

烦躁不安　易怒　绝望自残 -般产后10-14天！

需要老公、家人、朋友的理解和帮助哦 ♥

月子里的宝宝

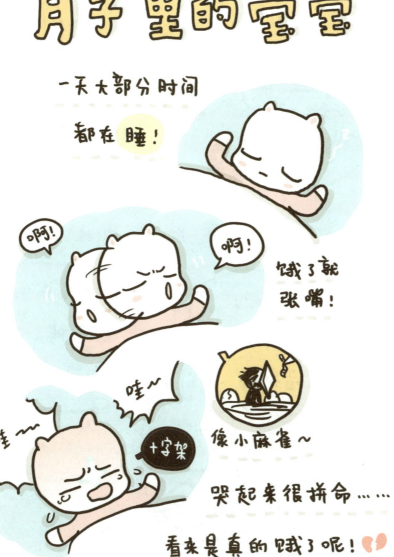

一天大部分时间
都在 睡！

啊！
啊！

饿了就
张嘴！

哇~
哇~
哇~

十字架

像小麻雀~

哭起来很拼命……

看来是真的饿了呢！

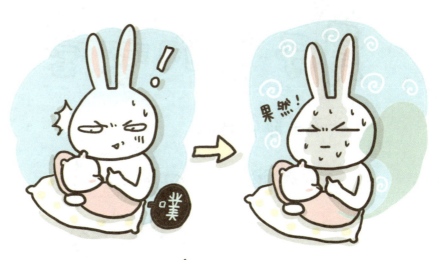

……还经常一边吃一边拉！

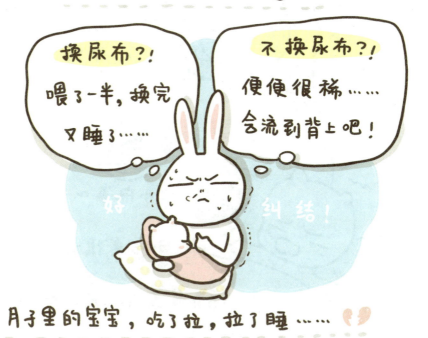

月子里的宝宝，吃了拉，拉了睡……

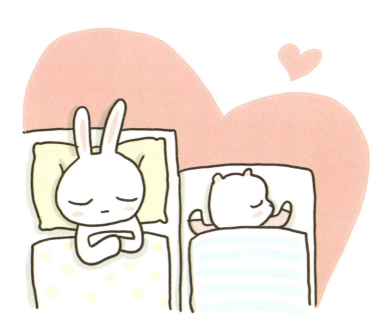

这个月，我们俩"椎子"不知不觉

就这么睡过去了……

6大常见
问题便便 💩

① 绿色稀便

② 羊便

③ 白陶土便

⑥ 蛋花样便

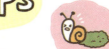

④ 臭鸡蛋便

⑤ 泡沫样便

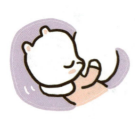

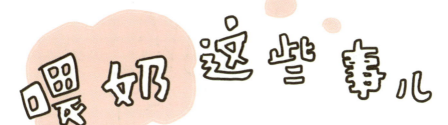

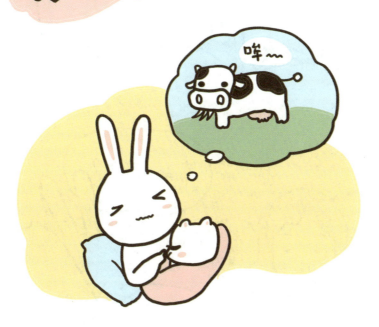

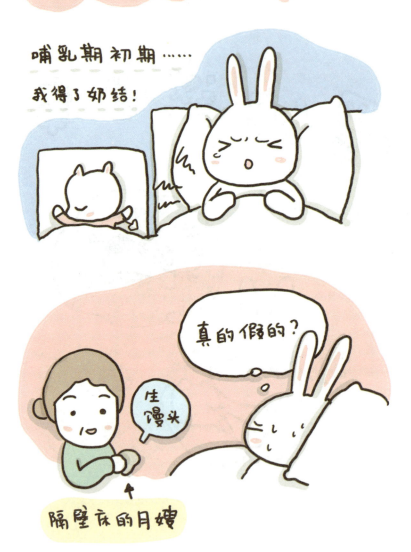

最简单的方法：

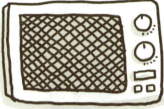 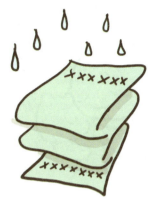

微波炉 ➕ 湿毛巾

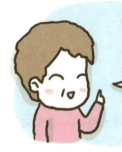

热毛巾敷在肿块上！

格子妈的经验⬆

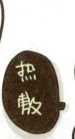

热敷

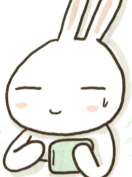

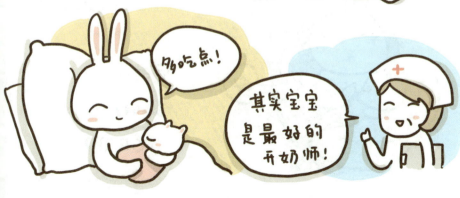

多吃点！

其实宝宝是最好的开奶师！

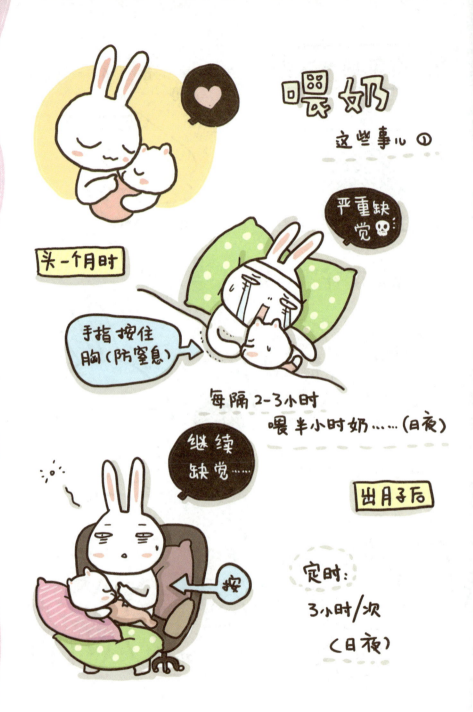

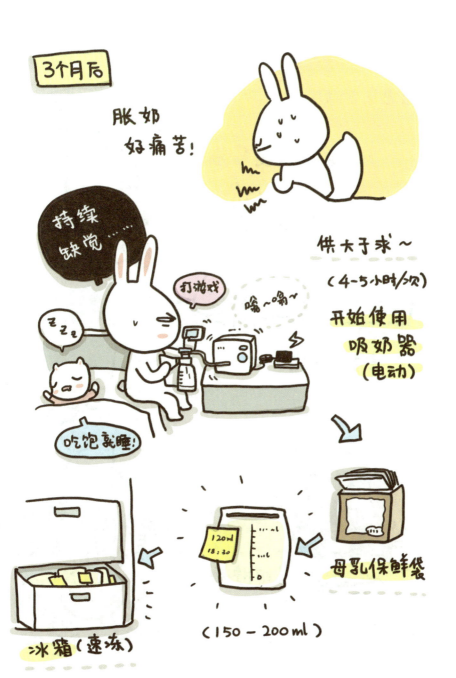

挤出来的奶~

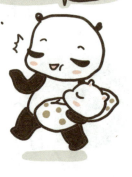

冰箱很快就装满了……

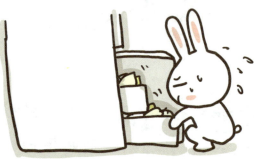

太多了，丢了也可惜……

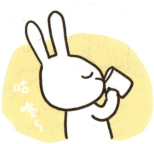

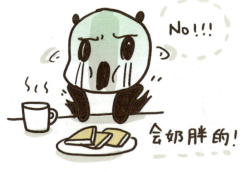

NO!!!

会奶胖的！

老公死不肯喝……

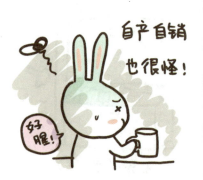

自产自销也很怪！

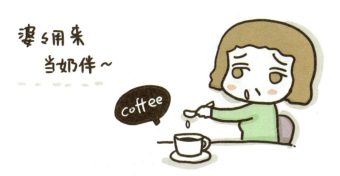

婆S用朱
当奶伴～

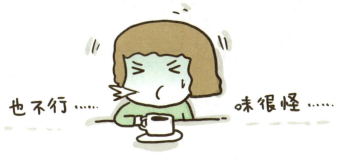

也不行……　　　味很怪……

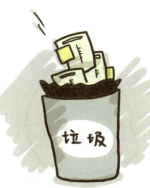

垃圾

最后……　全丢掉了……

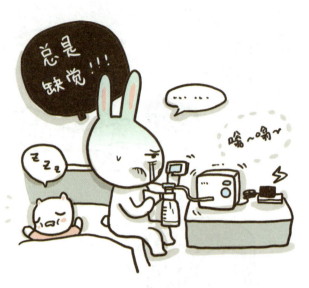

……激瘦二十多斤！

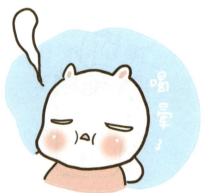

总算把宝宝喂成了小胖猪♥

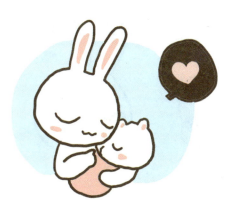

喂奶

这些事儿 ②

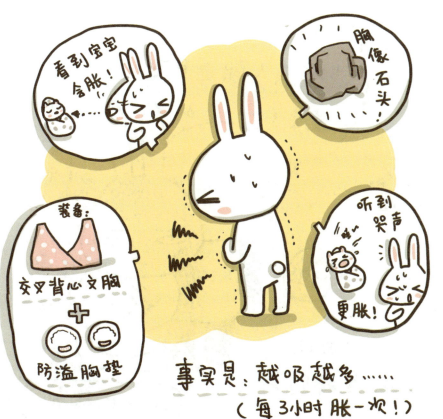

看到宝宝会胀!

胸像石头

装备：

交叉背心文胸

＋

防溢胸垫

听到哭声更胀!

事实是：越吸越多……

（每3小时胀一次！）

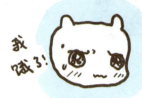

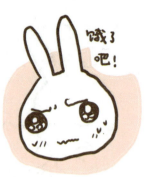

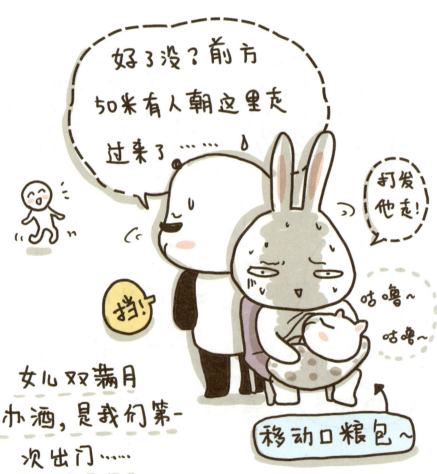

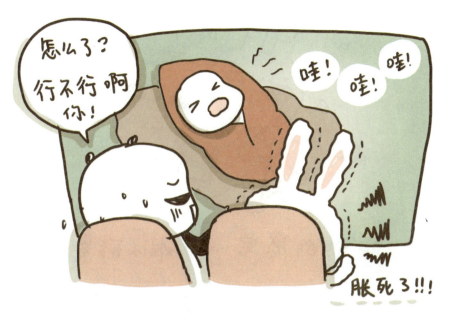

第一次出门看电影……

里面有个婴儿从头哭到尾！

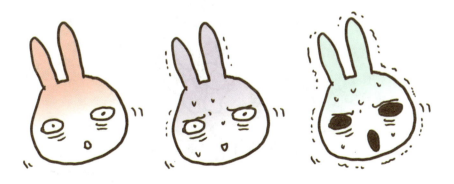

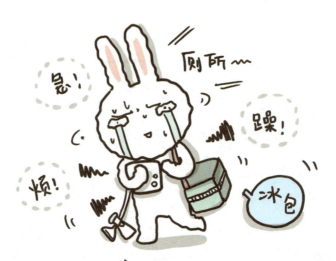

胀奶的感觉…… 难以形容……

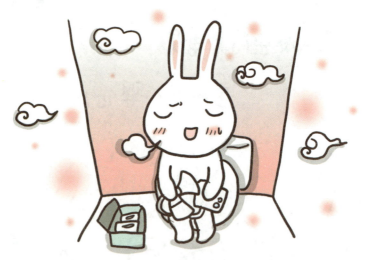

吸完后的感觉……

啊~~~

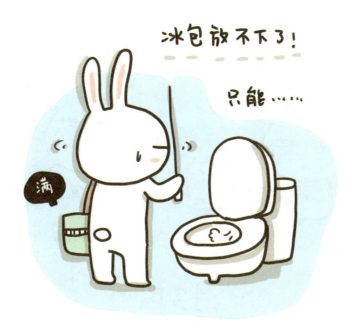

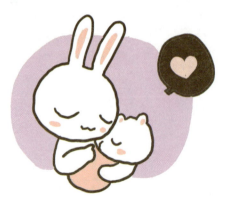

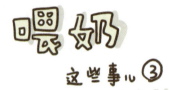

喂奶

这些事儿 ③

作为"奶牛"：

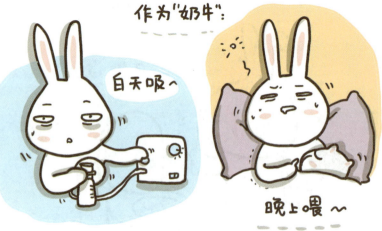

白天吸～

晚上喂～

·····半年后·····

有一天早上起床·····

······

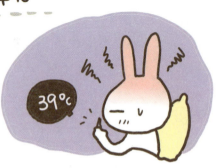

39℃

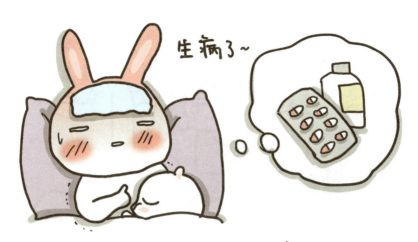

生病了~

继续喂……不敢吃药！

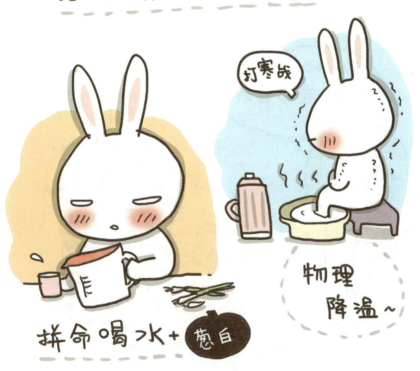

打寒战

拼命喝水 + 葱白

物理降温~

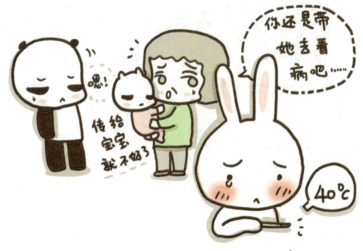

还是退不下来……

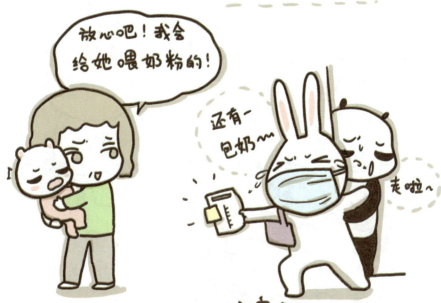

第一次……和宝宝分开！

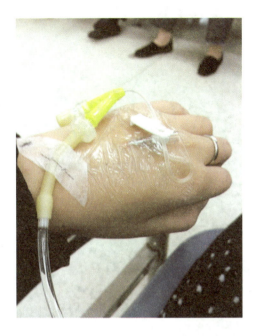

到医院诊断：

双肺感染

（肺炎）

苦逼的我

吊了⑪天针！

哺乳期
妈妈如果
对头孢不
过敏，不要
吊这个！

（左氧氟沙星）

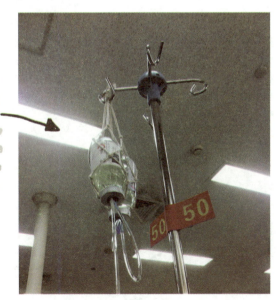

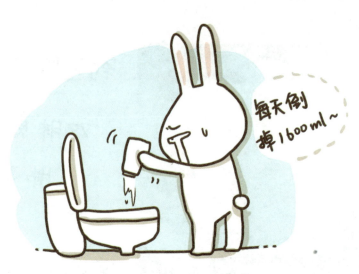

为了一个月之后继续喂奶

继续……　　日日吸~夜夜吸~

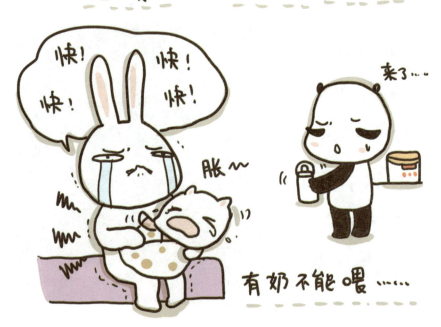

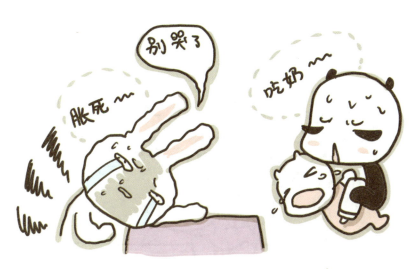

一开始，宝宝不肯吃奶瓶……

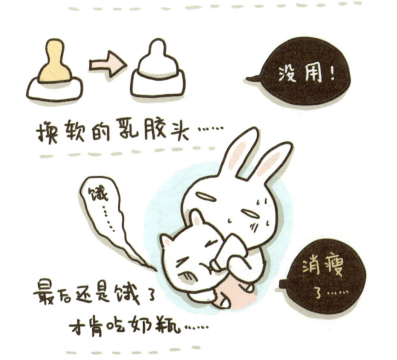

换软的乳胶头……

最后还是饿了才肯吃奶瓶……

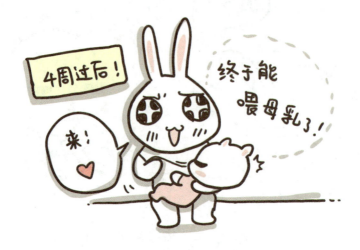

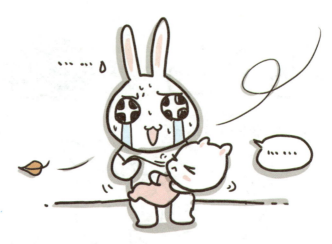

可是……宝宝已经不会吸奶了！

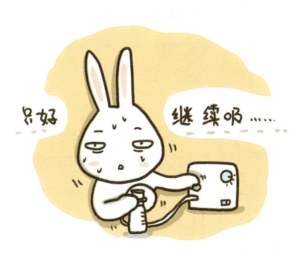

只好   继续吸……

TiPS 哺乳期妈妈生病了怎么办？

第一步

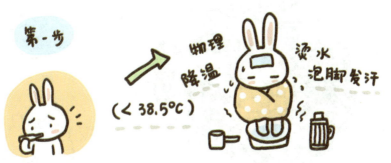

物理降温 （< 38.5℃）

烫水泡脚发汗

量温度
（> 38.5℃ 建议就医） → 告诉医生正处哺乳期

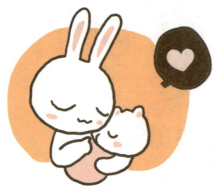

喂奶

这些事儿④

到了7个多月……

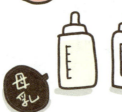

母乳　配方奶

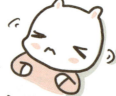

她会凭口味

区分母乳与配方奶

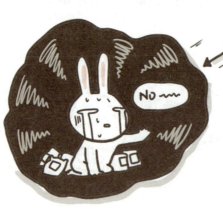

NO～～

被嫌弃！

被嫌弃！

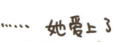
……她爱上了

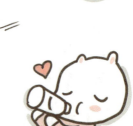
配方奶～～

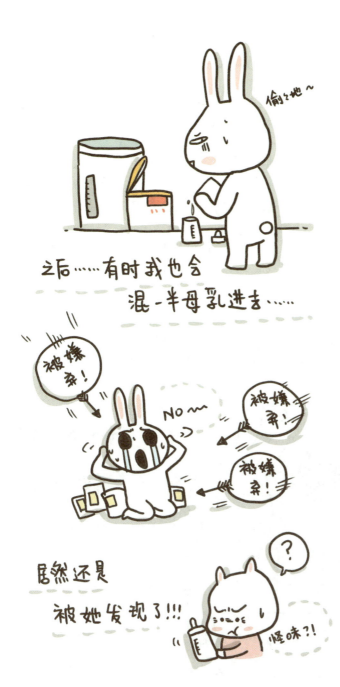

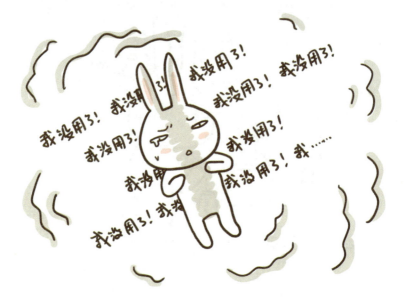

当我觉得宝宝不要喝母乳时……

奶就自动

"被"断了！

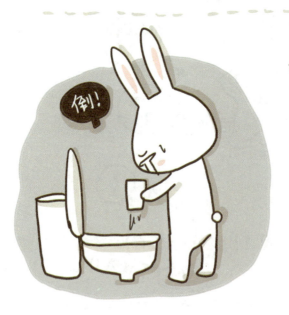

倒！

Tips: 断奶这点事儿

① 习惯奶瓶

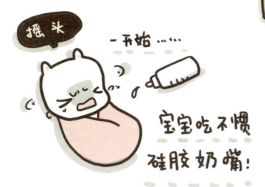

摇头

-开始……

宝宝吃不惯硅胶奶嘴!

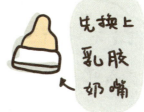

先换上乳胶奶嘴

慢慢适应 ♥

② 循序渐进

转奶方法 ↴

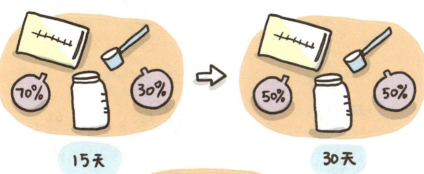

70%   30%

15天

50%   50%

30天

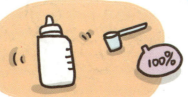

100%

6-10个月开始~

自然过渡!

③ 狠下心肠

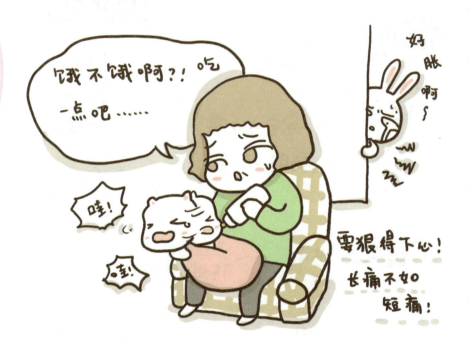

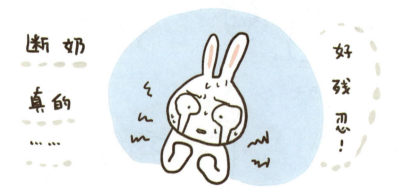

断 奶

真 的

……

讨厌的黑色素

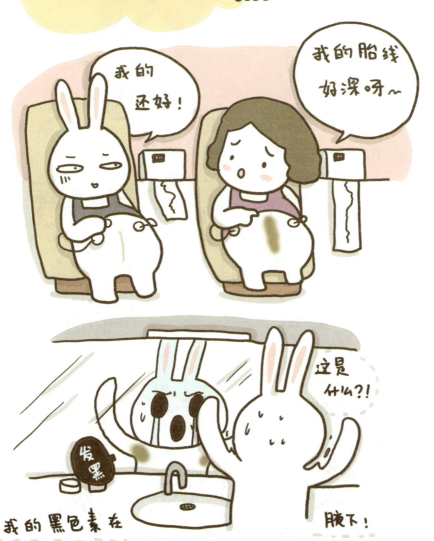

妈妈们的各种黑色素～

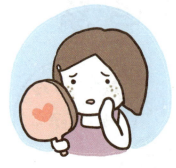

脸部……

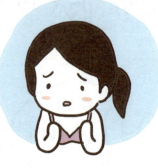

胸部……

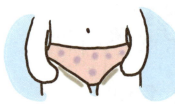

腹股沟

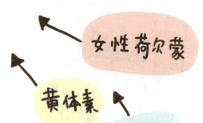

女性荷尔蒙

黄体素

肾上腺皮脂荷尔蒙

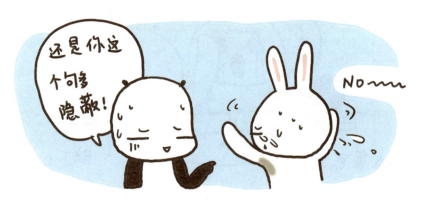

还是你这个句多隐藏！

NO~~~

关于胸部……

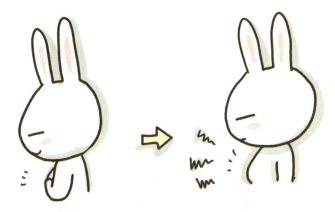

（孕期）B→C

（哺乳期）C

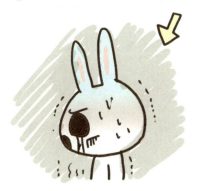

（断奶）C→A

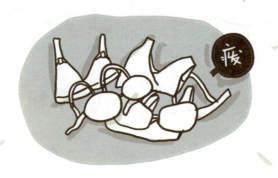

宝贝生活日记

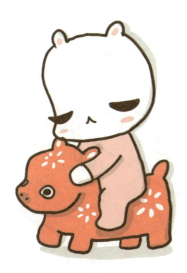

6-12m ♥

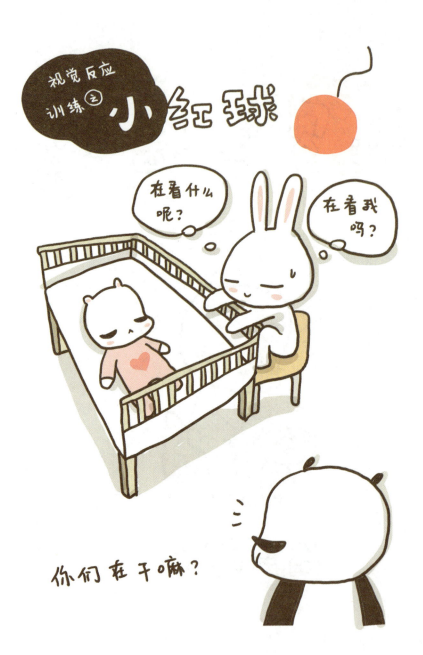

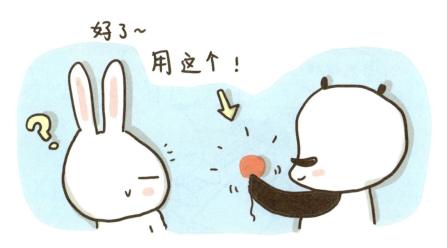

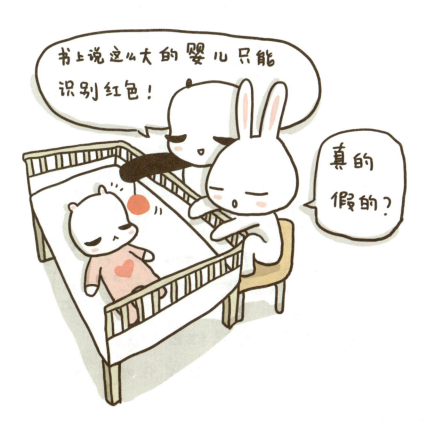

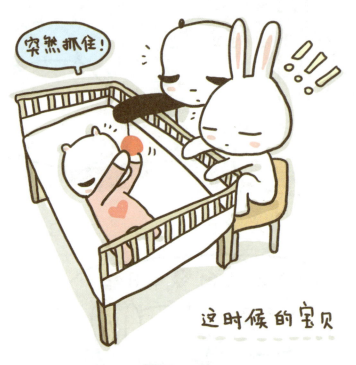

这时候的宝贝

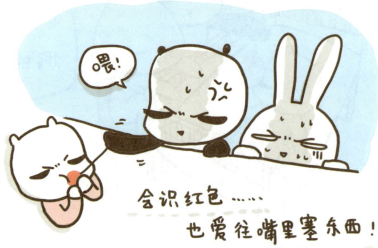

会识红色……
也爱往嘴里塞东西！

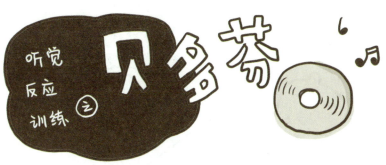

听觉
反应
训练 之 贝多芬

还记得怀孕时，
一有空就给肚子
听一盘胎教音乐♪

13:04

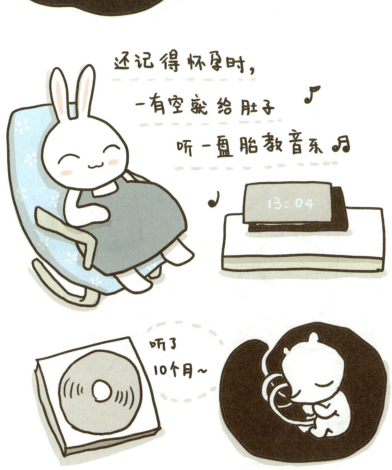

听了
10个月~

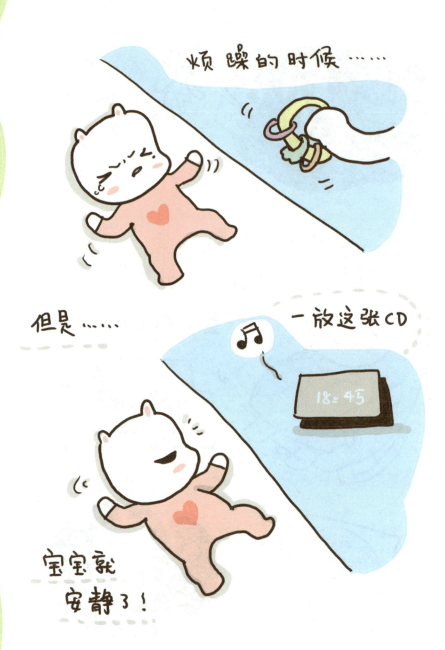

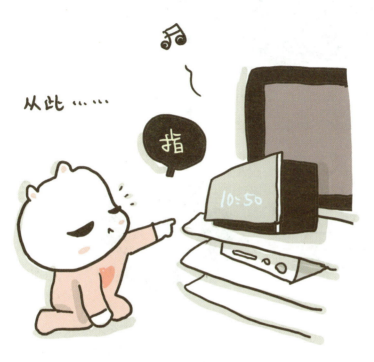

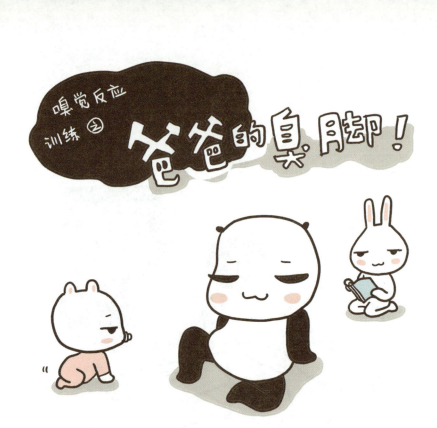

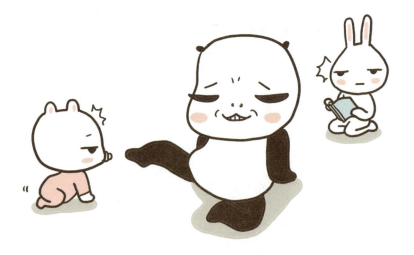

056

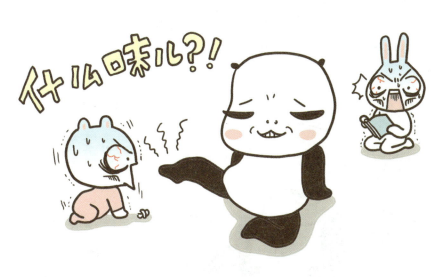

什么味儿?!

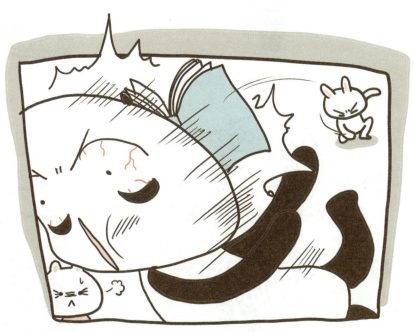

博君一笑

最希望能看到
宝宝的笑容……

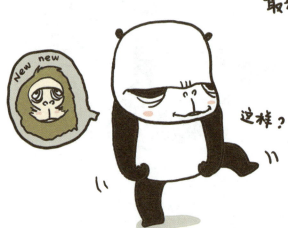

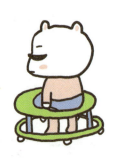

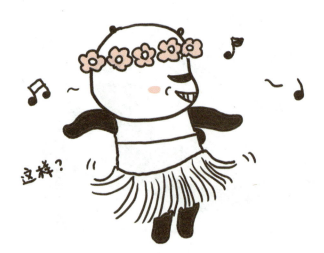

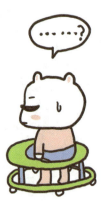

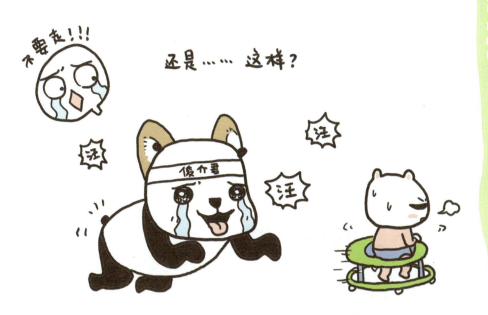

还是…… 这样?

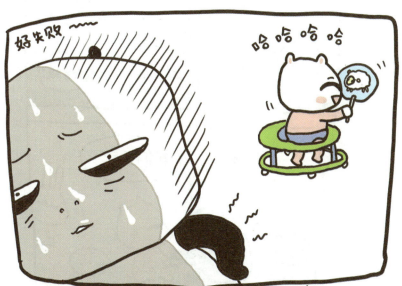

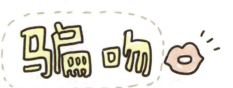

骗吻

每当陪小忆看动画时

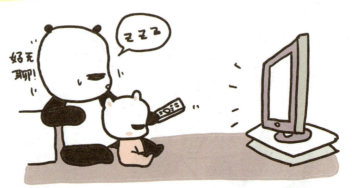

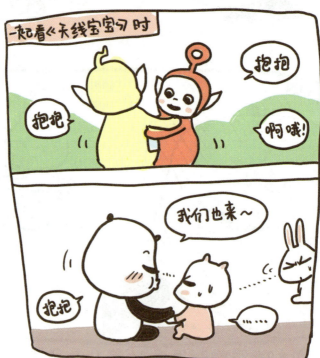

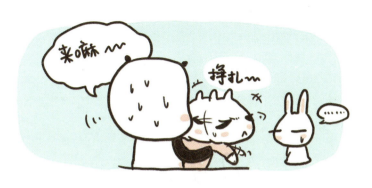

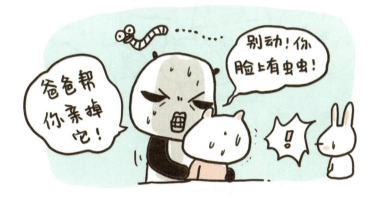

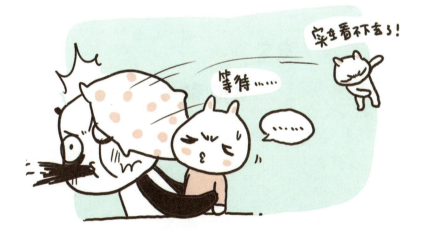

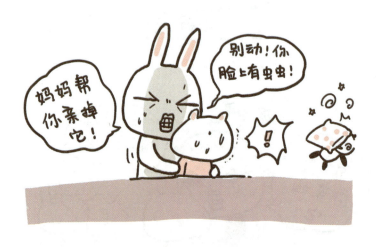

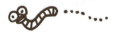

宝宝 ♥

我们都好想吻你!

电视机

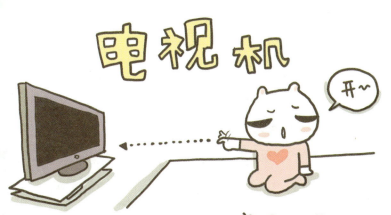

这几天下雨，不出家门，于是……
总想着动画片！

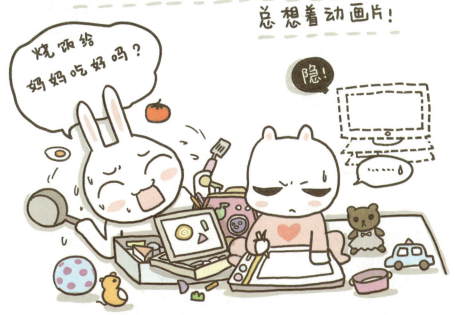

只好先把玩具翻出来……
希望她忘了电视机！

3分钟后……

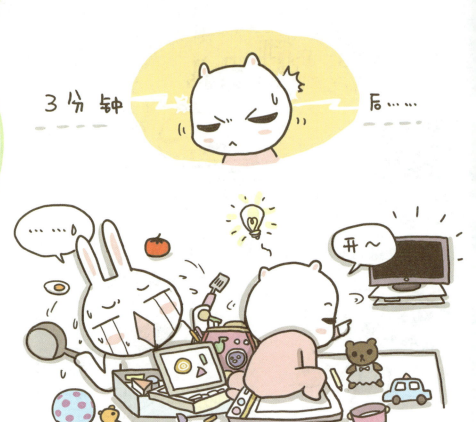

最后……还是……

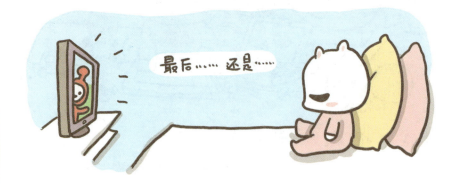

"汤姆猫"和"Face Time"

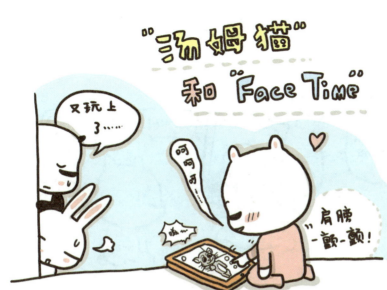

只要打开ipad的"汤姆猫"，她就安宁了……

有一天，老公加班……

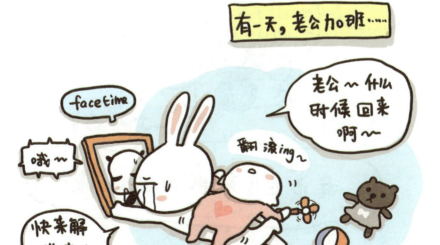

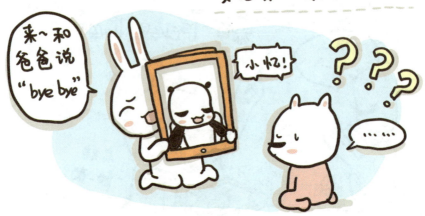

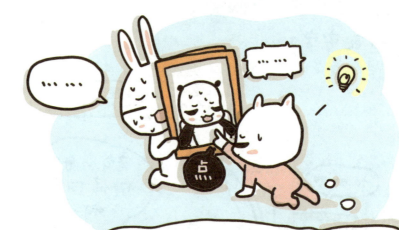

喝水

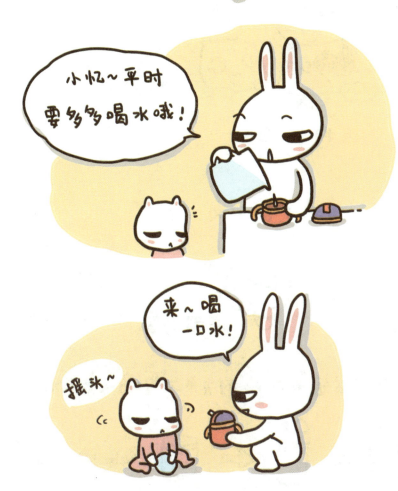

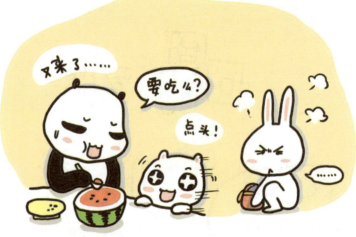

但换做西瓜……

Tips: 多喝水的好处:

改善便秘

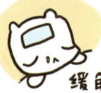
缓解感冒

预防上火

如果宝宝因为口味的关系不爱喝水怎么办?

或  (baby糖)

吃苹果

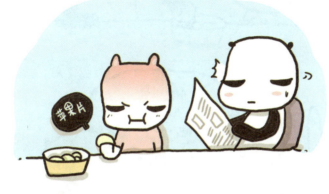

我家小忆……

每次吃苹果，总要塞得
满嘴都是！

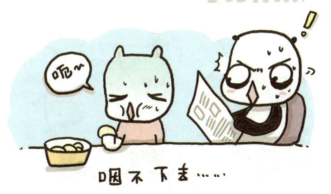

咽不下去……

就恶心～

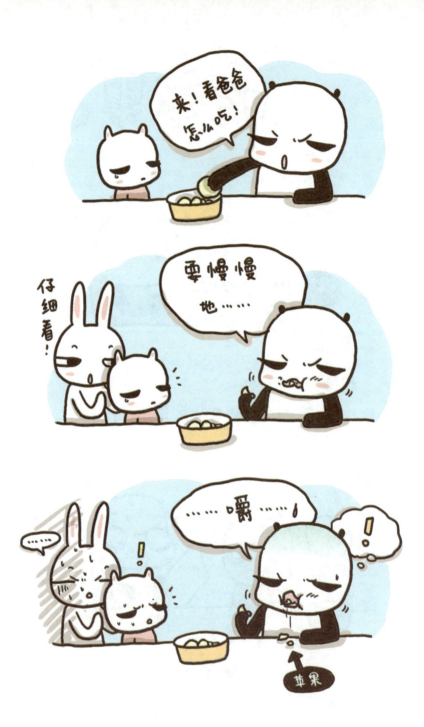

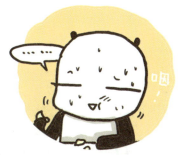

算了……下次再教她……

如何喂宝宝吃水果？

"每天一个苹果，疾病远离我" 要多吃哦！

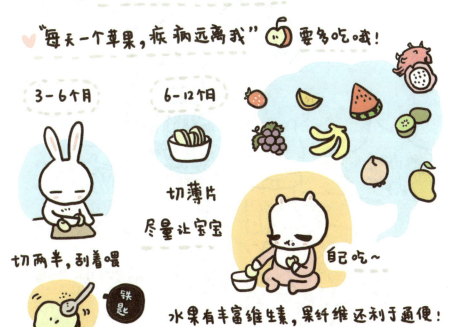

3-6个月

切两半，刮着喂

铁匙

6-12个月

切薄片
尽量让宝宝

自己吃～

水果有丰富维生素，果纤维还利于通便！

相见 不如怀念

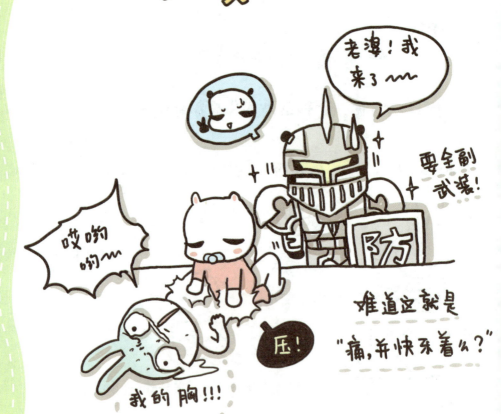

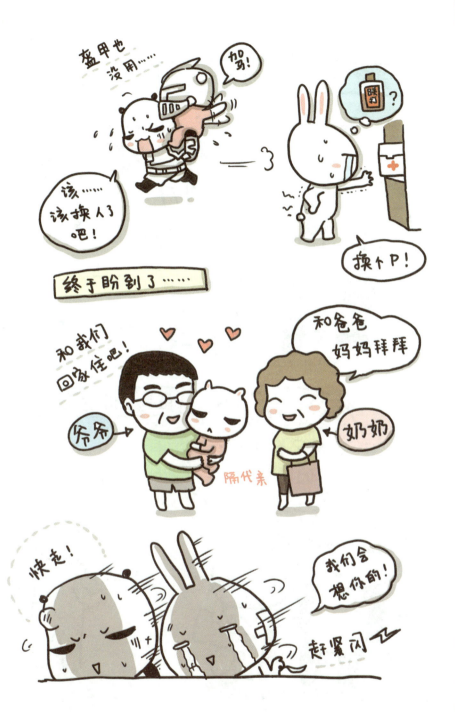

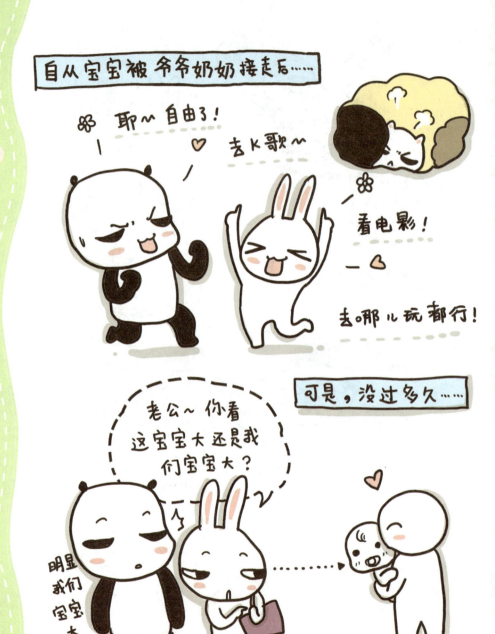

074

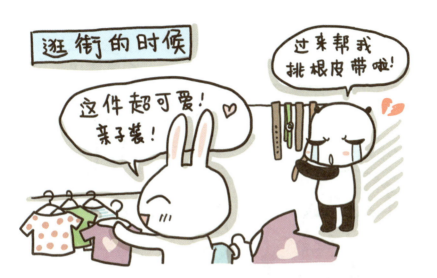

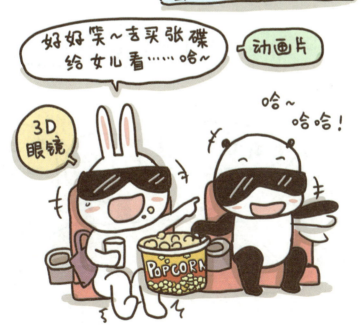

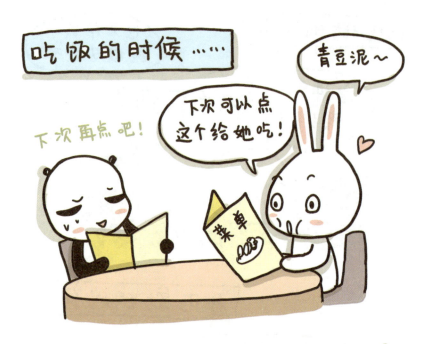

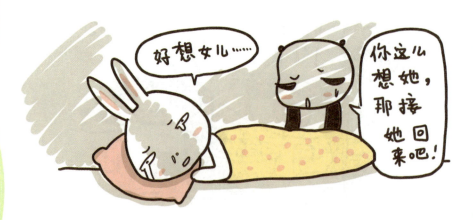

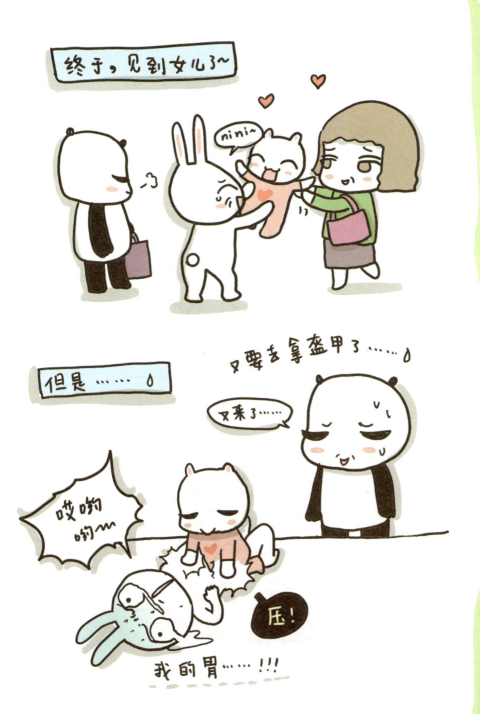

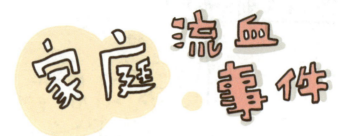

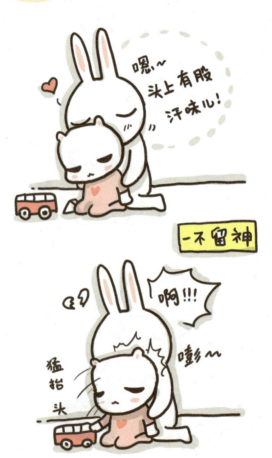

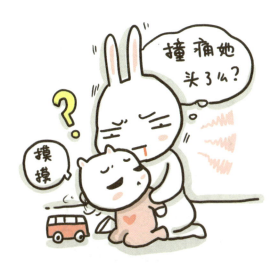

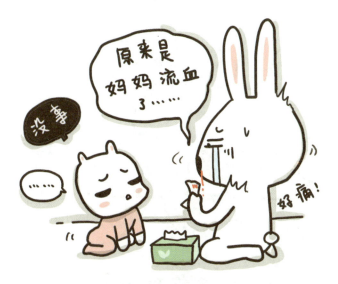

嘴唇撞破了哦！

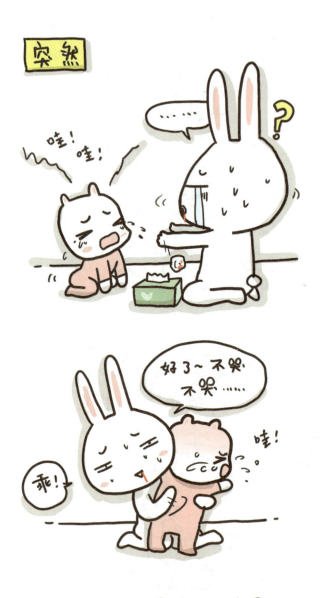

哎……明明受伤的人是
我啊……◊

还有一次……

（这次是换成爸爸了！）

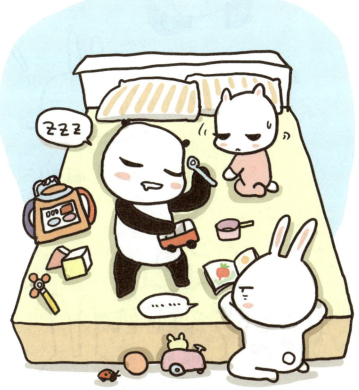

夏日的午后……陪女儿玩一会儿，

就觉得好困好困好困！

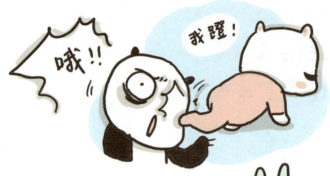

我承认……
我当时是看见了

可是……我来不及嘛!!!

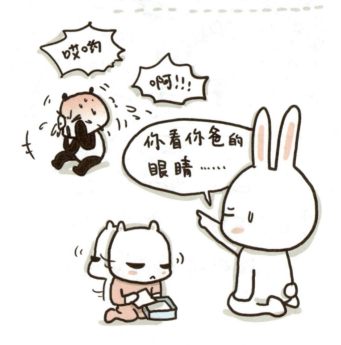

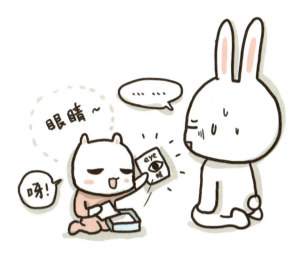

没办法……

　　有时候，血要偷偷擦！

　　　　（别吓着孩子）

　　泪，要往肚里咽！

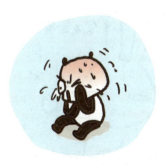

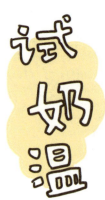

试奶温

天冷了，热水瓶调到60°~

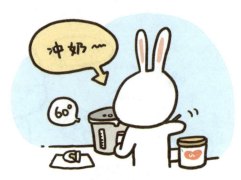

冲奶~~
60°

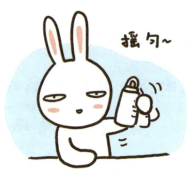

摇匀~

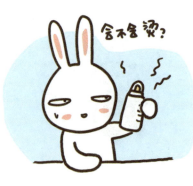

会不会烫?

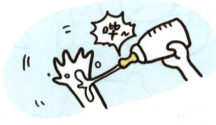

实际……♪

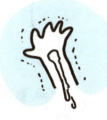

最后，流进袖管里了……

Oh‿‿♪

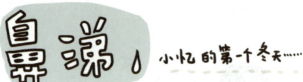

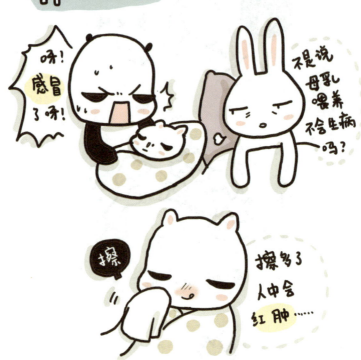

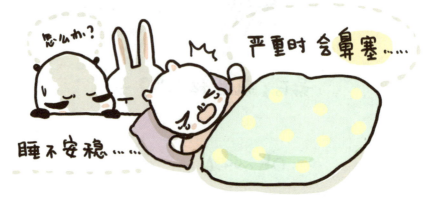

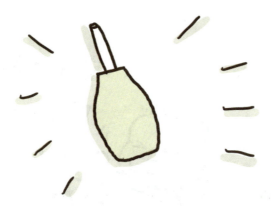

听说有个神器叫"吸鼻器"

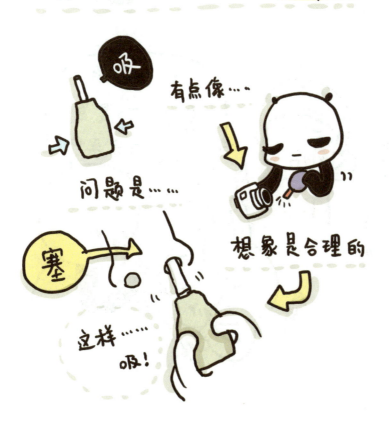

吸

有点像……

问题是……

想象是合理的

塞

这样……
吸！

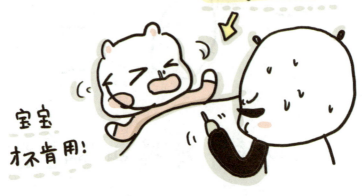

实际不合理!

宝宝
才不肯用!

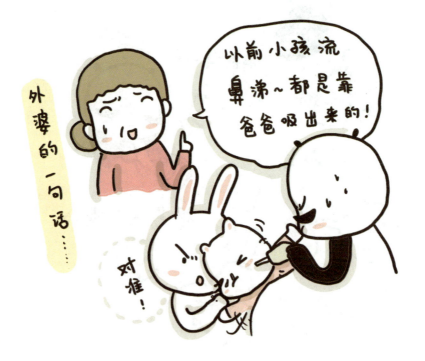

以前小孩流
鼻涕~都是靠
爸爸吸出来的!

外婆的一句话……

对惟!

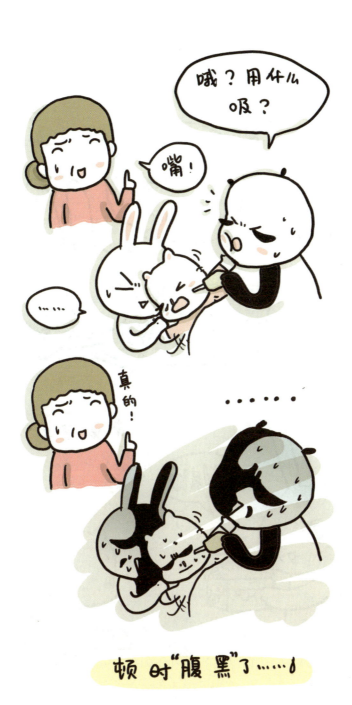

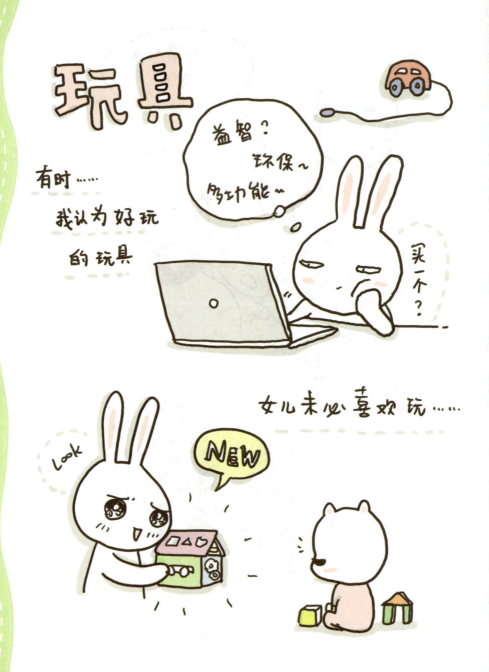

结果…… **3分钟**热度～

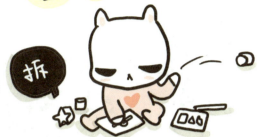

带她去店里选购……

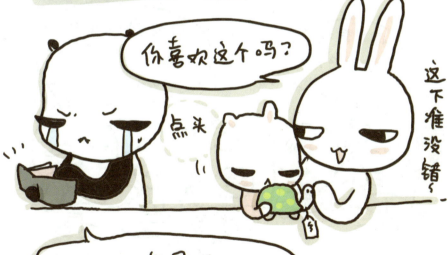

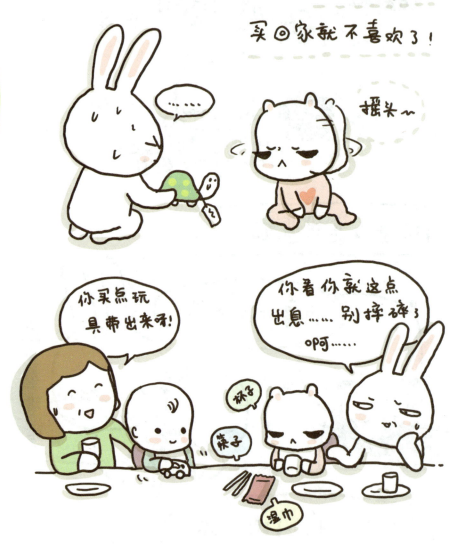

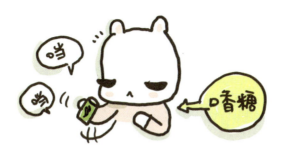

她就喜欢玩不是玩具的东西！

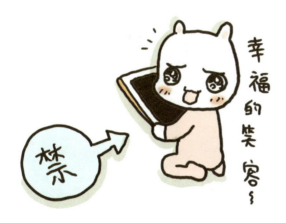

如果不幸被她拿到 ipad……

那才是真心喜欢

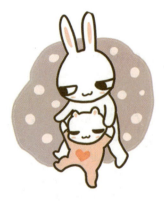

妈妈的华丽变身

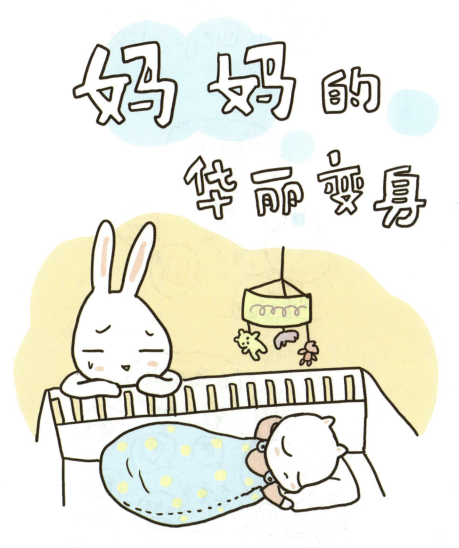

妈咪包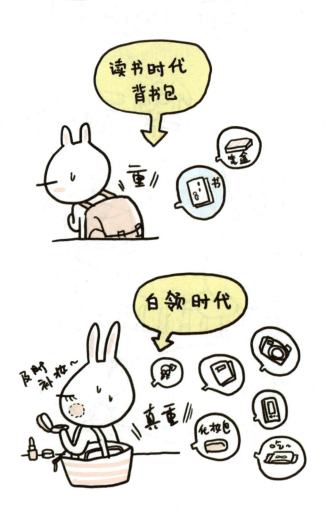

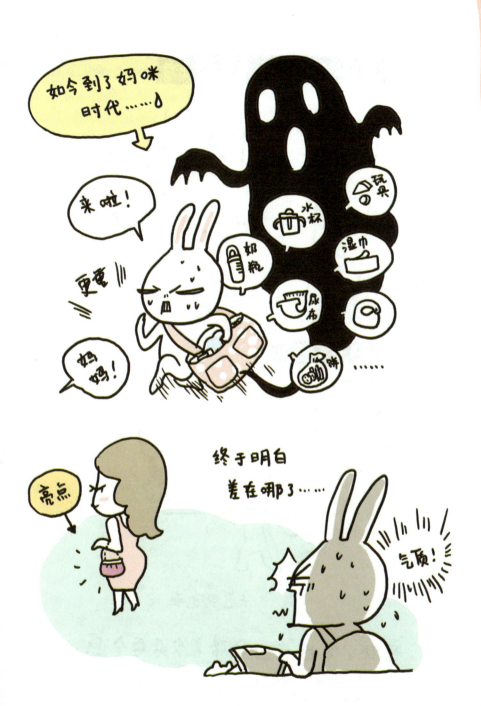

有好几次都下定决心要背小包出门

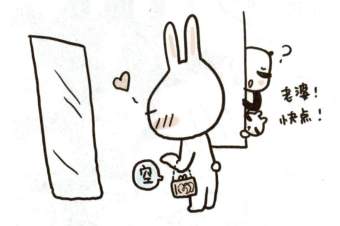

可是最后……♪

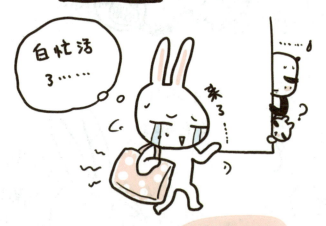

大包强迫症

症状：不把东西全带着会没安全感！

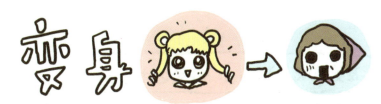

和女友们的约会♡

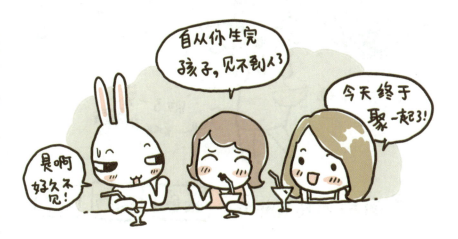

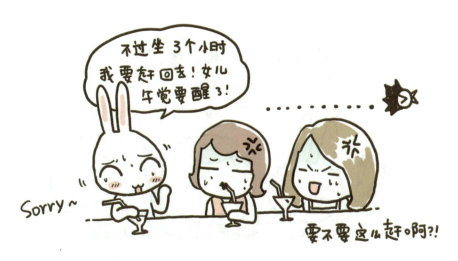

老友见面免不了问问:"你最近忙啥?"

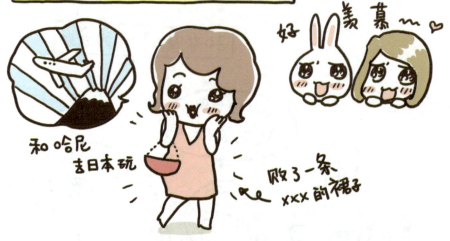

和哈尼去日本玩

好羡慕～♡

败了一条xxx的裙子

闺蜜间的谈话无非是: 情感 购物 工作

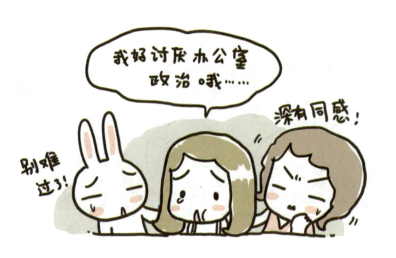

我好讨厌办公室政治哦……

别难过了!

深有同感!

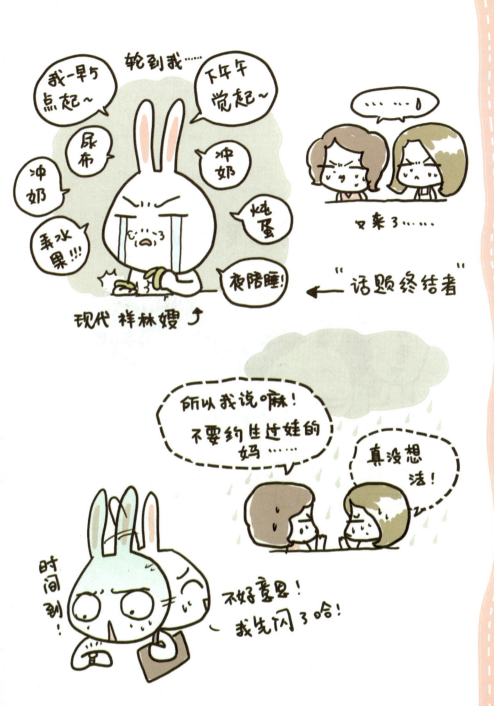

如今……

我变得很爱搭讪……

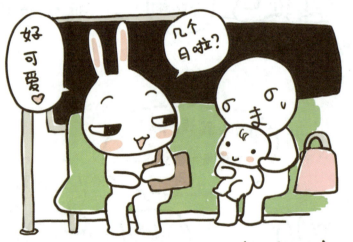

像个怪大婶……o

又见孕妇

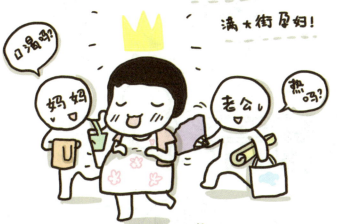

近期发现：

满大街孕妇！

口渴吗？

妈妈

热吗？

老公，

像女王一样被供着！

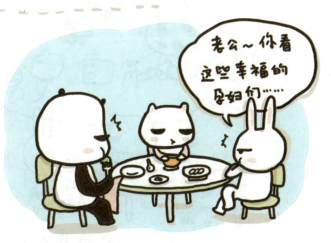

老公~你看这些幸福的孕妇们……

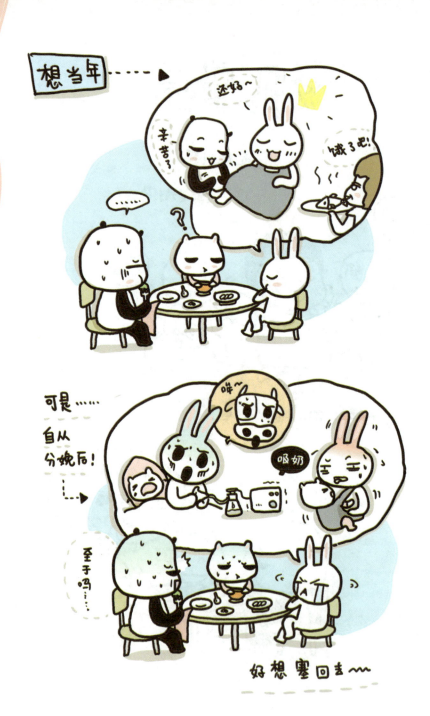

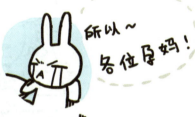

所以～
各位孕妈！

请，好好珍惜，

怀胎十月的幸福时光！

我的一天

一个人

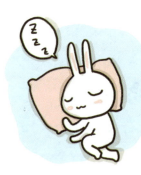

一家子

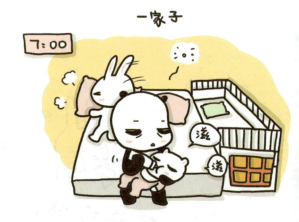

做白日梦～

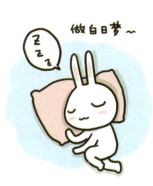

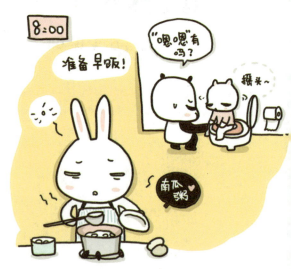

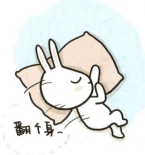

翻个身~

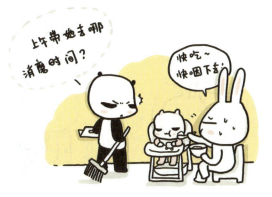

上午带她去哪消磨时间?

快吃~快咽下去!

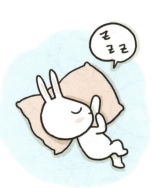

ᴢ ᴢ ᴢ

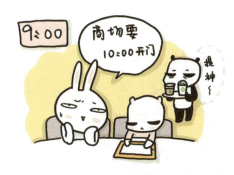

9:00

商场要10:00开门

提神~

这么早逛商场……♪
先在咖啡店坐会儿吧!

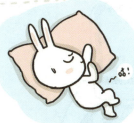

有点饿了……

~咕!

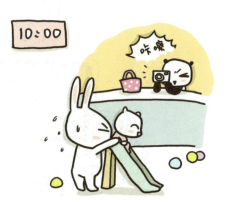

10:00

咔嚓

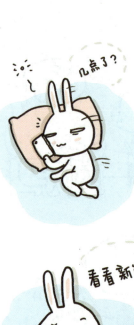

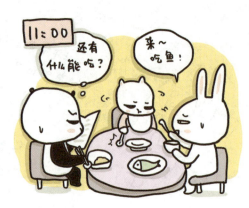

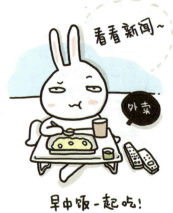

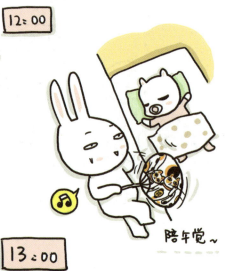

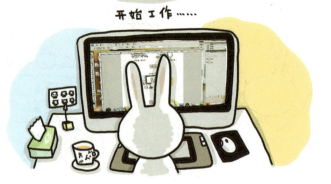

一直到……

15:30

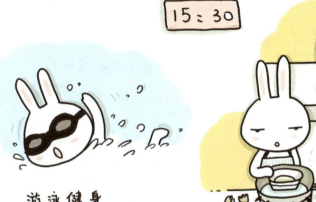

游泳健身

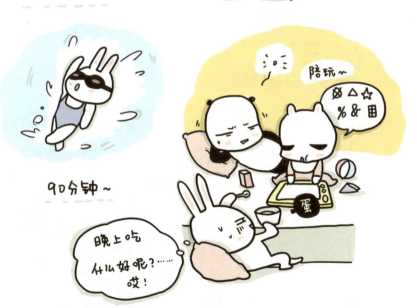

90分钟~

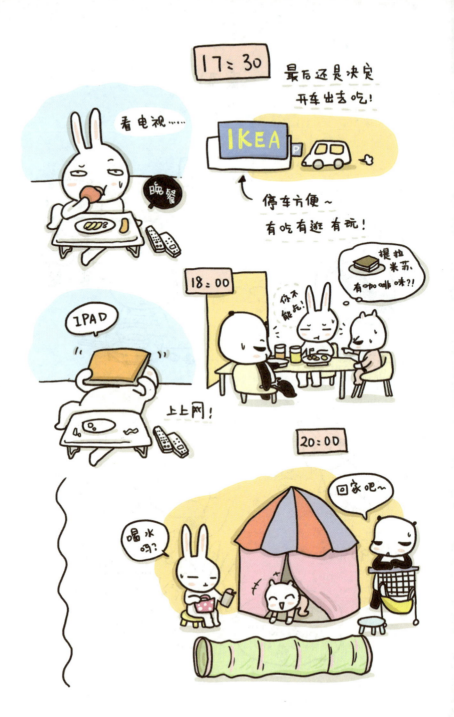

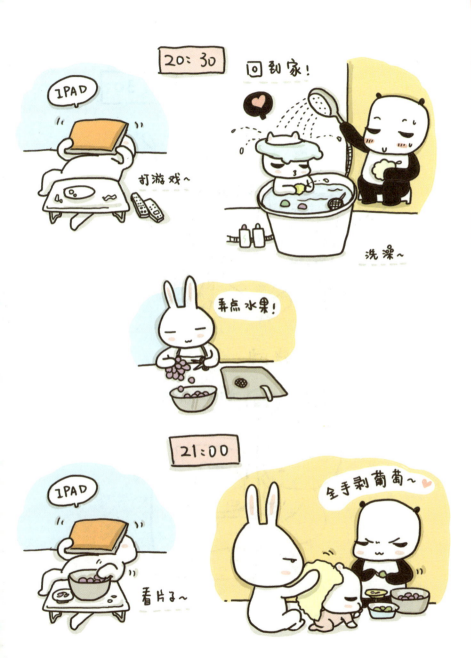

111

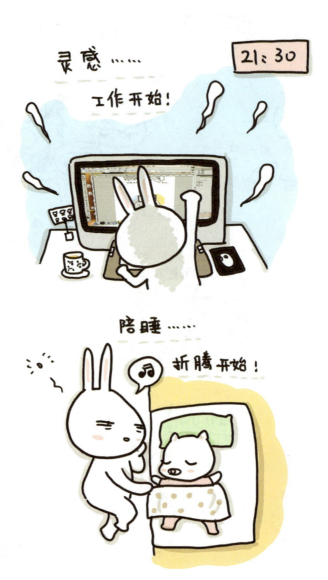

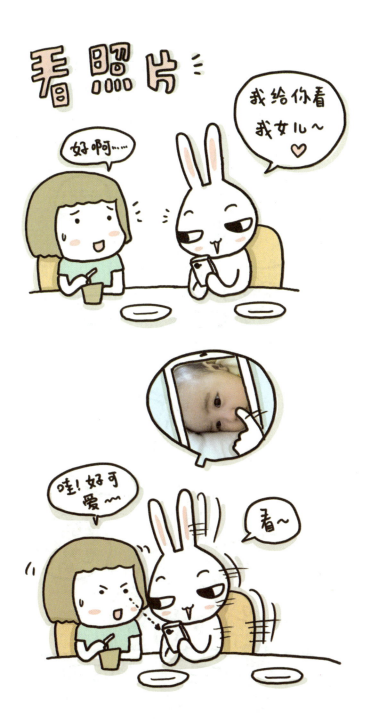

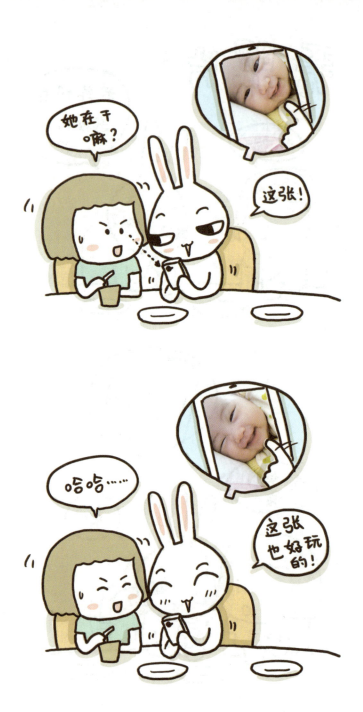

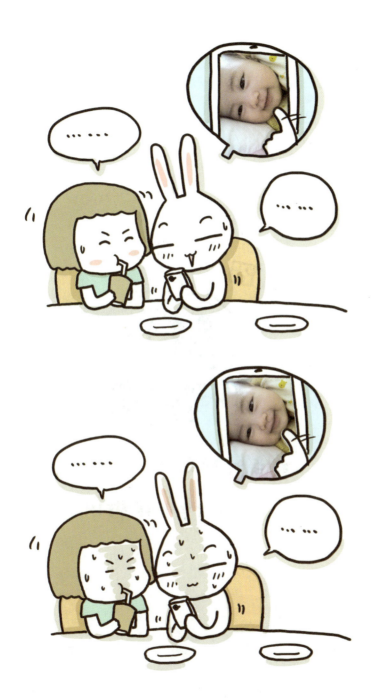

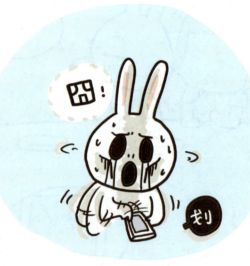

我当时到底是
拍了多少张啊!!!

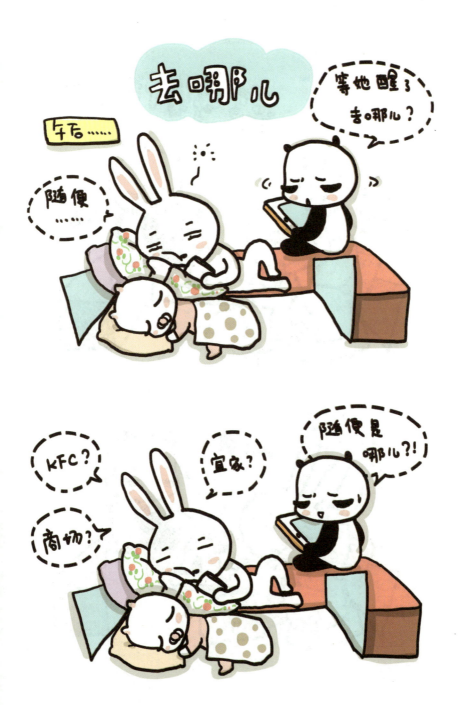

117

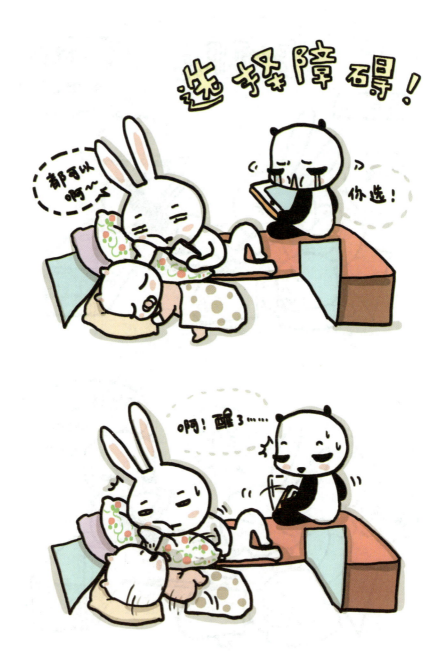

118

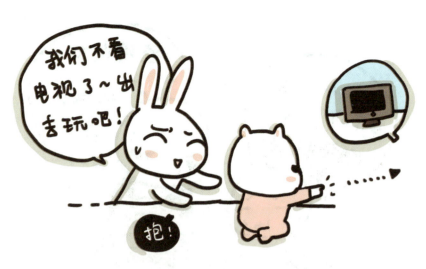

醒来就惦记着电视……

选择障碍!

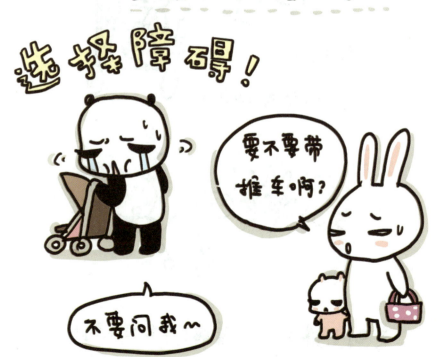

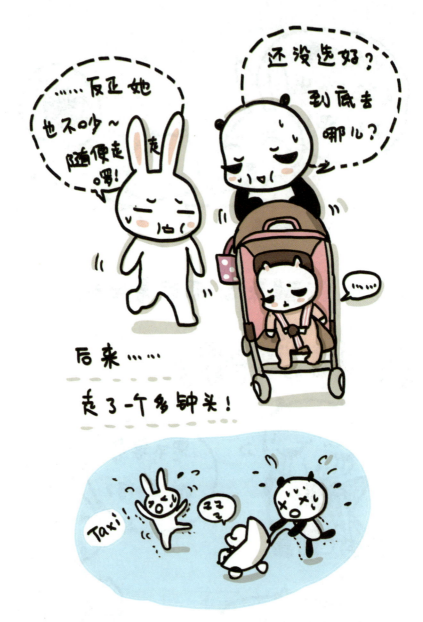

后来……

走了一个多钟头！

走到了滨江……累死！车也打不到！

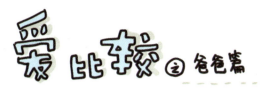

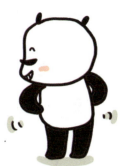

自从女儿出世，
我发现P同学
对我们……有差别待遇……><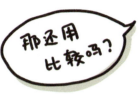

 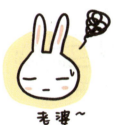

女儿~ 老婆~

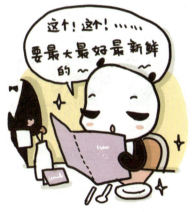

带女儿上高级餐厅……

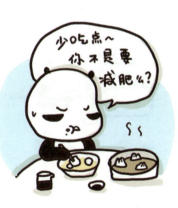

带老婆吃快餐……

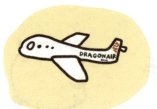

带女儿坐的飞机……

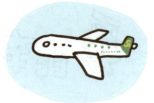

带老婆坐的是……

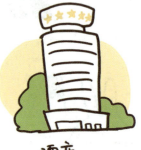

酒店……

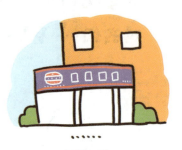

……

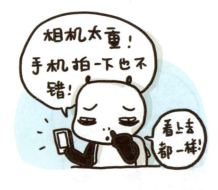

带女儿散步……

带老婆出游……

 结论：女儿铁定是爸爸上辈子的情人！

爱比较 (三) 妈妈篇

 女儿~

VS

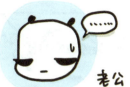 老公

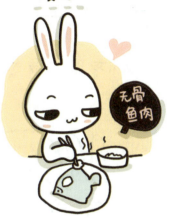

给女儿吃鱼……

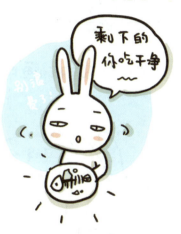

给老公吃鱼……

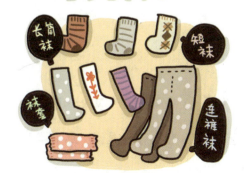

女儿的袜子~

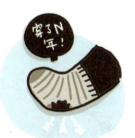

老公的袜子!

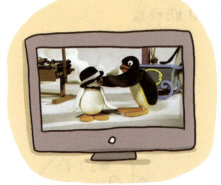

女儿最爱的动画片！

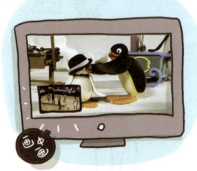

老公最爱的球赛！

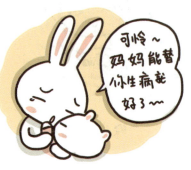

可怜～妈妈能替你生病就好了～

女儿……

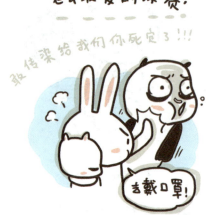

取传染给我们你死定了！！！

去戴口罩！

……

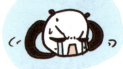

女儿是你上辈子的情人才对吧！

（谁知道上辈子你是男是女……）

"隔山打牛"

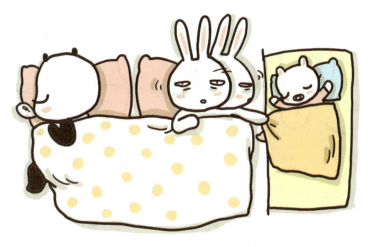

陪宝宝睡的时候，我的神经衰弱就发作了……

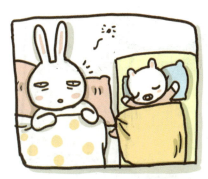
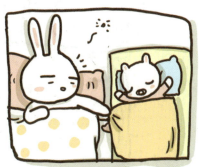

……就算她没踢被子，我还是会醒……

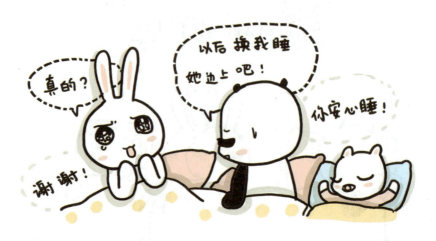

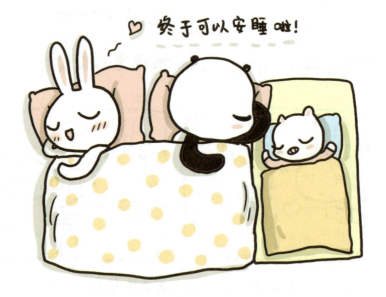

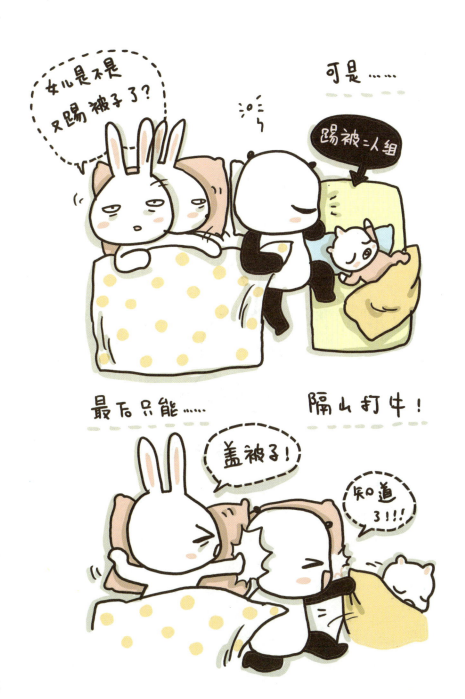

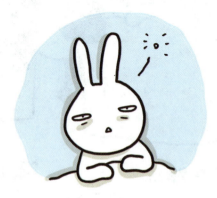

哎～我的神经衰弱……

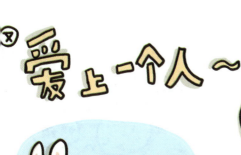

又爱上一个人～

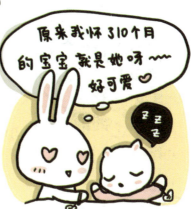

原来我怀了10个月的宝宝 就是她呀～～～ 好可爱 ♡

一见钟情 ♡

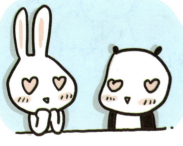

他在做什么呢?

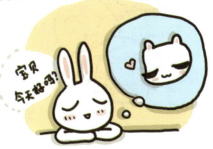

宝贝今天棒吗?

无限思念～

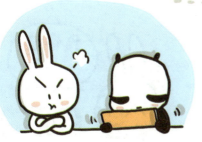

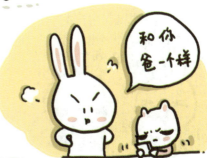

和你爸一个样

有时会不开心

129

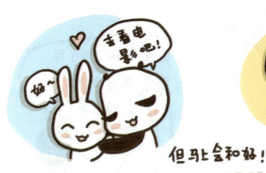

但马上会和好！

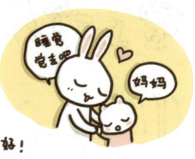

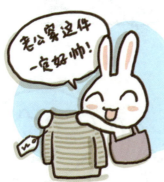

给爱的人
买东西比给自己买
更快乐！

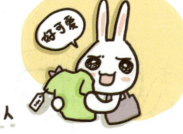

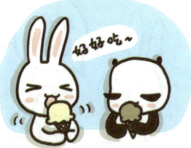

约会好开心～

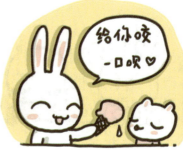

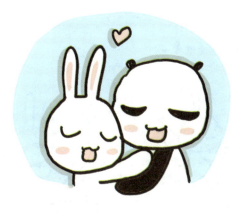

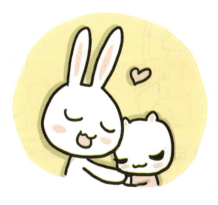

一辈子都不想分开

迎接 ♥

忙碌的一周一眨眼又过去哦……
周末婆婆要把宝宝送过来～

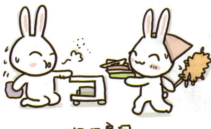

打扫房间

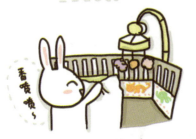

换洗干净床单

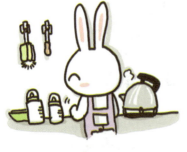

消毒用品

宝宝"小件寄存"
的日子……

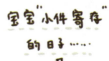

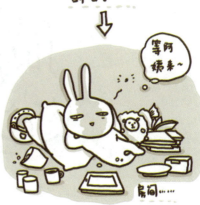

房间……

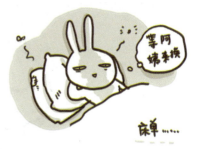

床单……

……

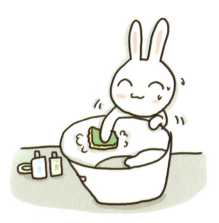

清洁浴盆

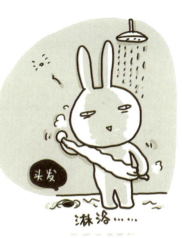

淋浴……

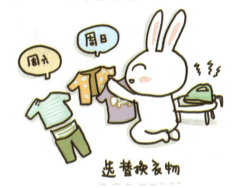

选替换衣物

衣橱……

摆放玩具

推……

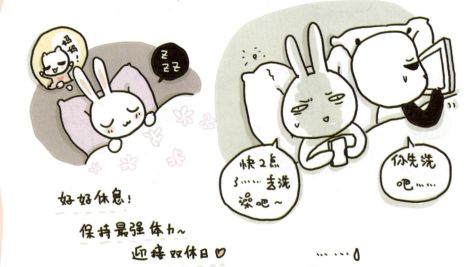

好好休息！

保持最强体力~

迎接双休日 ♡

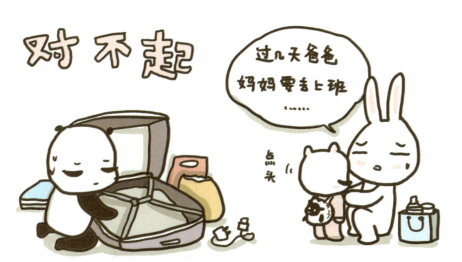

每次出门前，都好担心宝宝会不会哭着要妈妈……

所以编谎话哄骗她。

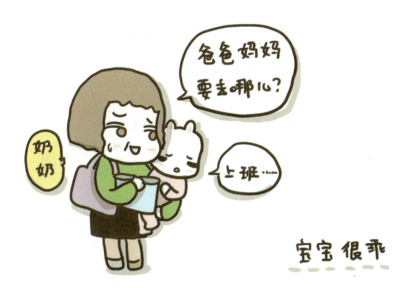

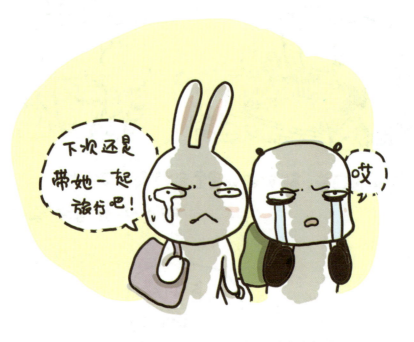

我们怎么反而难过心酸了呢……

妈妈锦囊

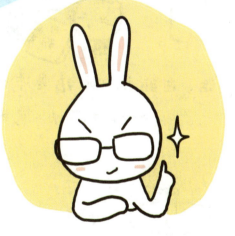

关于辅食！

宝宝4个月开始 添加辅食 ♥

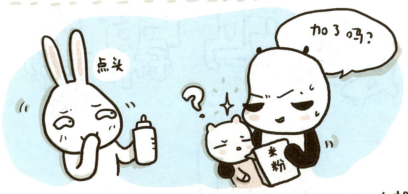

点头

加了吗？

米粉

一开始，在睡前一顿奶里添加少许米粉，
好处是：可以一觉睡到天亮哦！

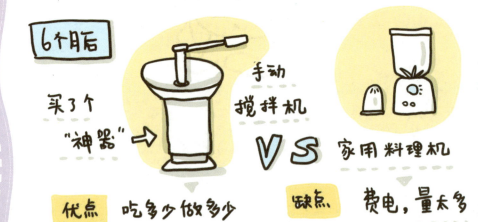

6个月后

买了个
"神器"→

手动
搅拌机

VS

家用料理机

优点 吃多少做多少

缺点 费电，量太多

常用辅食食谱

食材　　做法　　成品照

鸡蛋泥

缺　维生素A

① 煮熟鸡蛋
② 去蛋壳
③ 取出蛋黄

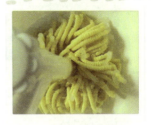

（每天一个蛋黄）

土豆泥

淀粉　通便

维生素B 和 C

① 煮熟土豆
② 土豆去皮
③ 切块

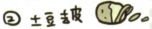
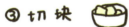

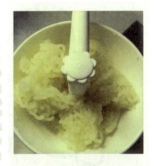

紫薯

同上

硒　蛋白质

① 蒸熟紫薯
② 去皮切块

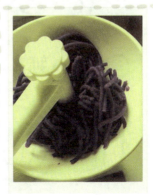

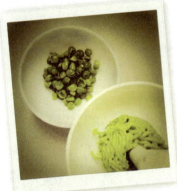

以此类推

各种 健康食材（蔬菜水果）都可以做成宝宝的辅食！

青豆泥 　补锌 　维生素B

辅食冷藏盒♥

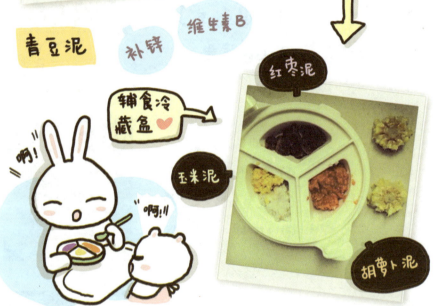

红枣泥

玉米泥

胡萝卜泥

注 添加辅食要循序渐进哦！

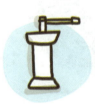

南瓜泥

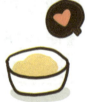

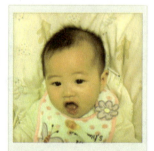

140

衣物

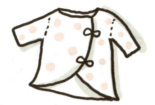

开襟
蝴蝶衣

纯棉, 纱布

0-3m

穿衣方法

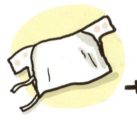

① 打开捋平

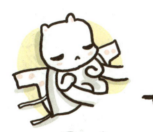

② 放置宝宝

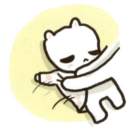

③ 穿袖子

3-6m

开襟 连体服 ➡

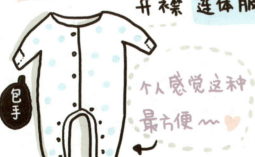

包手

个人感觉这种
最方便～♥

6-12m

各种连体服

各种分体服

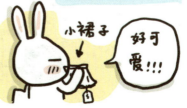

小裙子 ↓

好可爱!!!

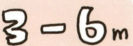

141

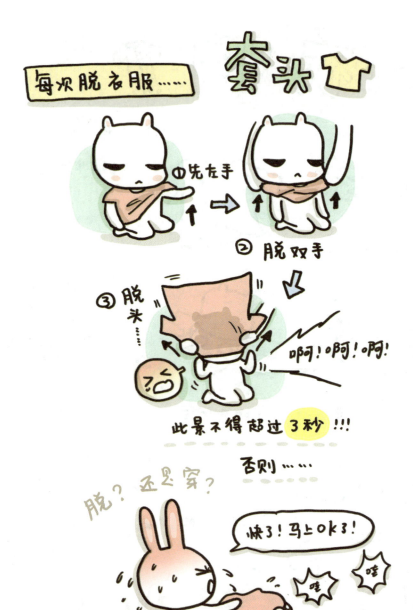

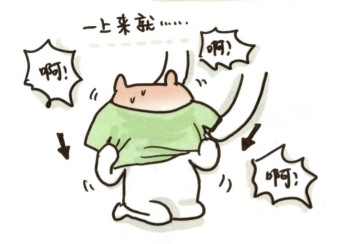

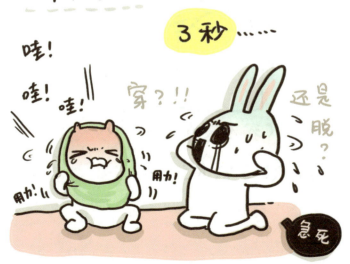

所以！

头大的小宝宝……

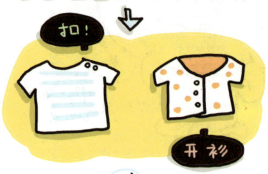

或

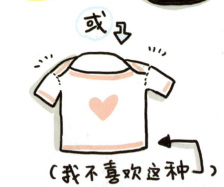

（我不喜欢这种）

因为领子太大了……

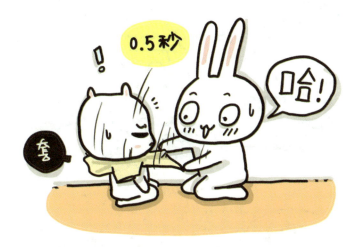

But

多练练～成功率很大！

毕竟是个熟练活儿～

怎么抱宝宝

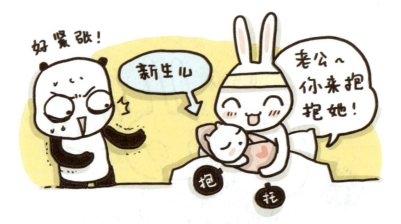

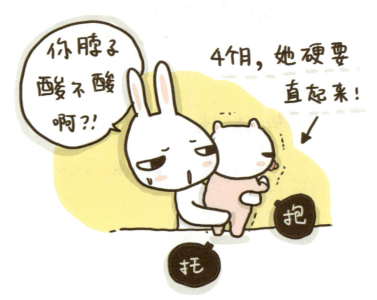

如果她在某地
睡着了……

 zzz

怎么弄到小床去呢?

又不能吵醒她……

抱睡着宝宝的正确方法:

看上去很奇怪!
居然OK的!

紧

张!

头朝下

zzz

托胸

托

这是P同学在"育婴师培训"课上
学来的……宝宝真的不会醒!

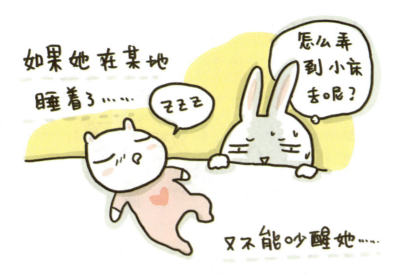

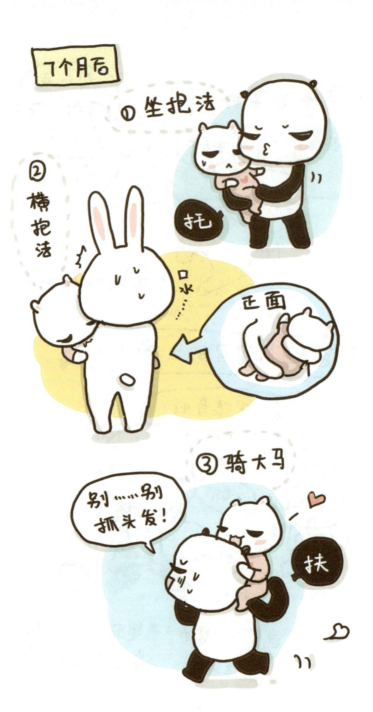

148

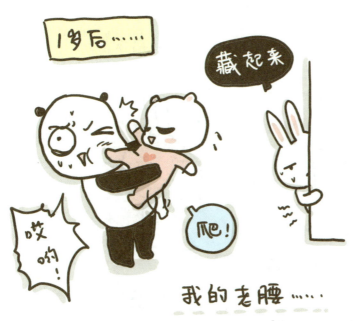

领子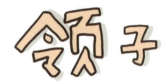

自从有了宝宝⋯⋯

在带宝宝的日子里，

妈妈们特别注意⋯⋯

衣柜里一些大

领子衣服 没法穿了

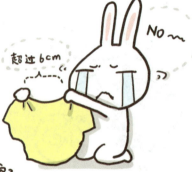

超过6cm

NO～

原因①

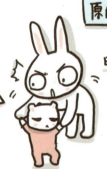

走光ing

时不时

要弯腰

90度！

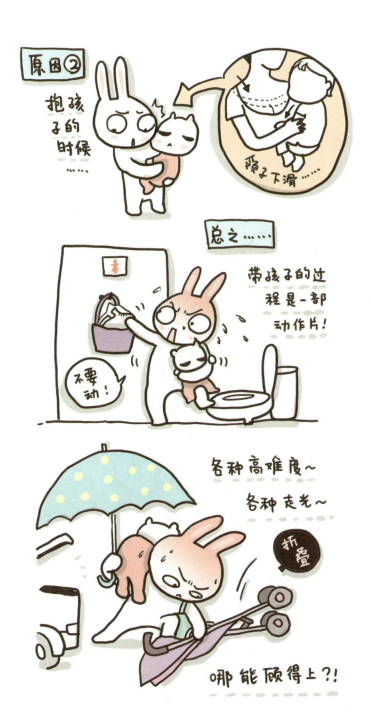

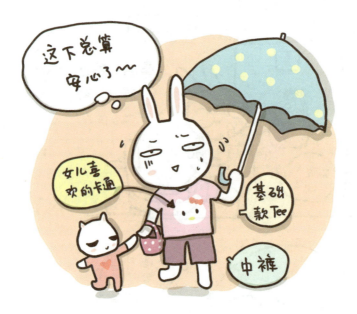

卸妆

自从有了宝宝~
化妆就成
了一件奢侈
的事！

过期
了！！！

怎么办
……？

卸妆水

化妆棉

空

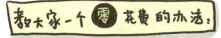

教大家一个 零 花费的办法：

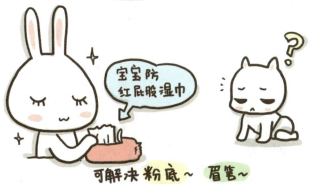

宝宝防
红屁股湿巾

？

可解决粉底~ 眉笔~
口红~ 眼线~
胭脂~ 眼影~

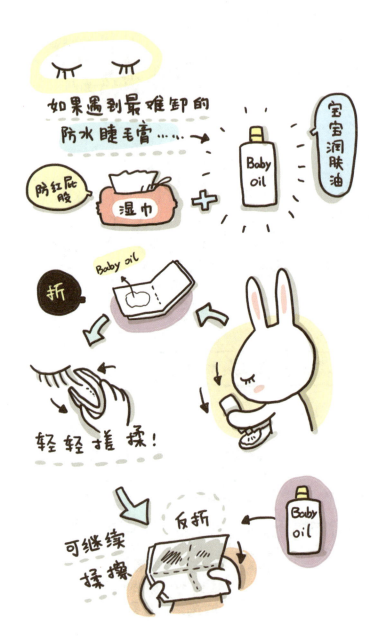

如果遇到最难卸的
防水睫毛膏……

防红屁股
湿巾 + Baby oil

宝宝润肤油

折 Baby oil

轻轻搓揉！

可继续
搓擦 反折 Baby oil

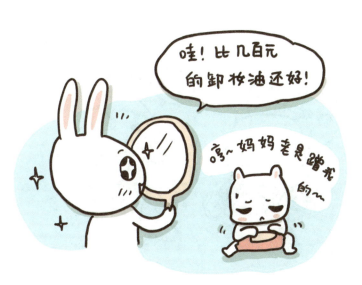

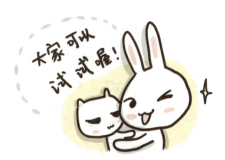

推车

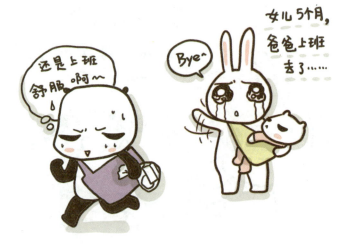

女儿5个月,爸爸上班去了……

Bye^

还是上班舒服啊~~

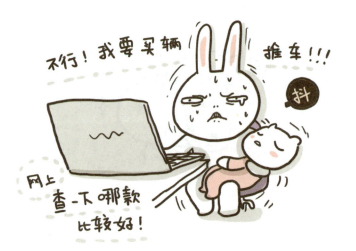

不行!我要买辆 推车!!!

抖

网上查一下哪款比较好!

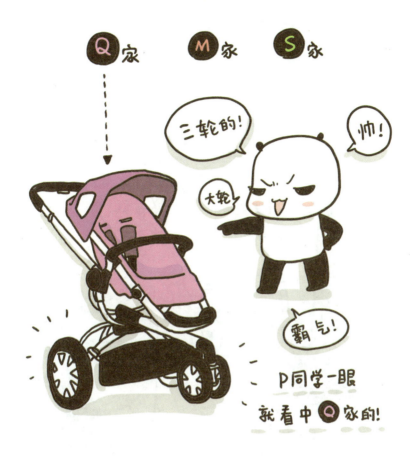

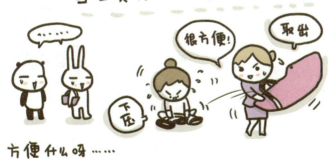

157

后来,有一次逛商场时……

我看到了我喜欢的!

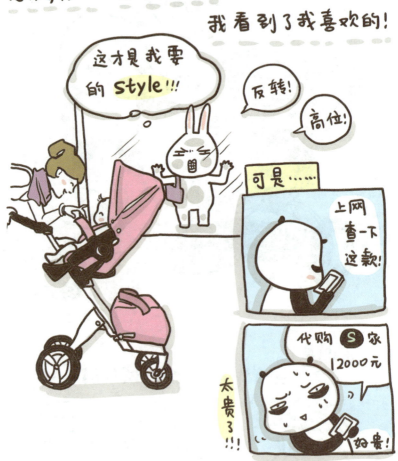

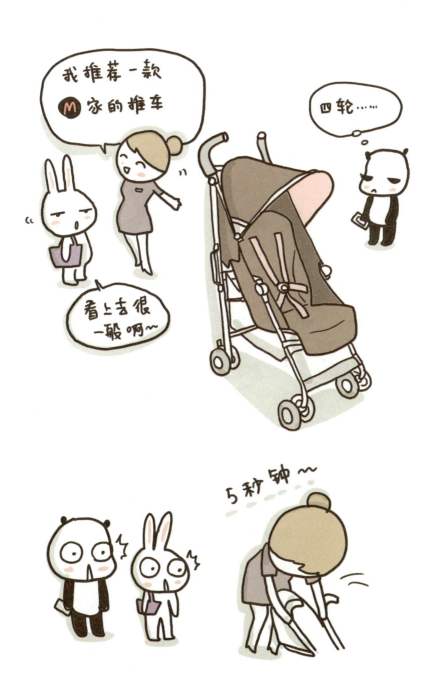

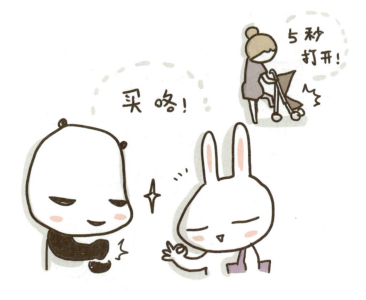

推车最重要的是：

方便！！！

推车【续】

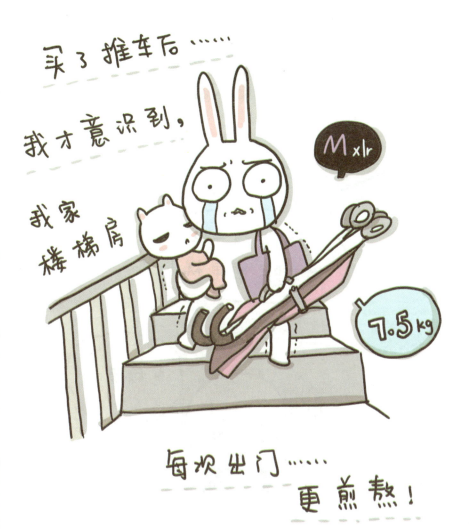

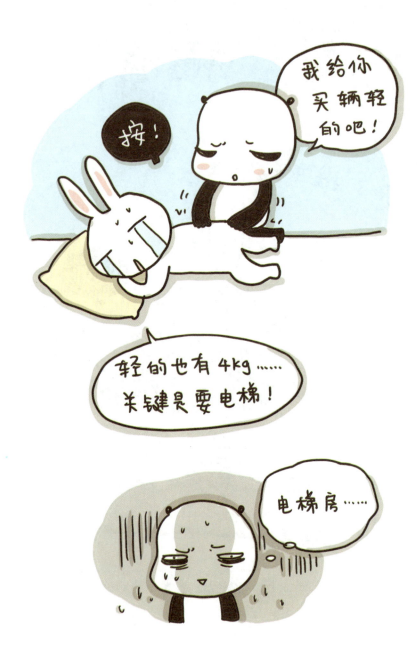

宝宝刚出生时，LuLu送了背带给我！

背带？

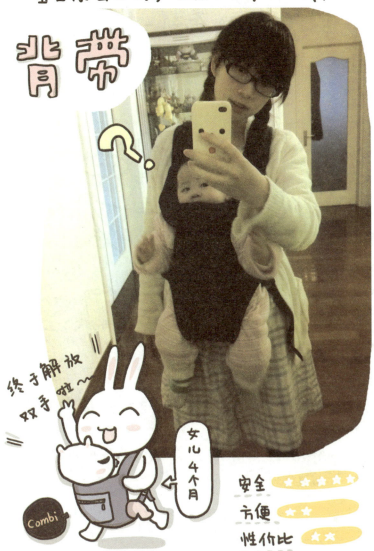

终于解放！
双手啦～

Combi

女儿4个月

缺点：有点硬！

安全 ★★★★★
方便 ★★
性价比 ★★

后来~我在网上查到一款背巾!

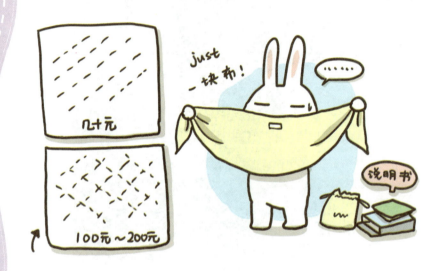

just
一块布!

·······

几十元

100元~200元

说明书

* 网上价格差异大~区别是"单向"和"双向"弹性。

一分价钱一分货，我买了200元的!

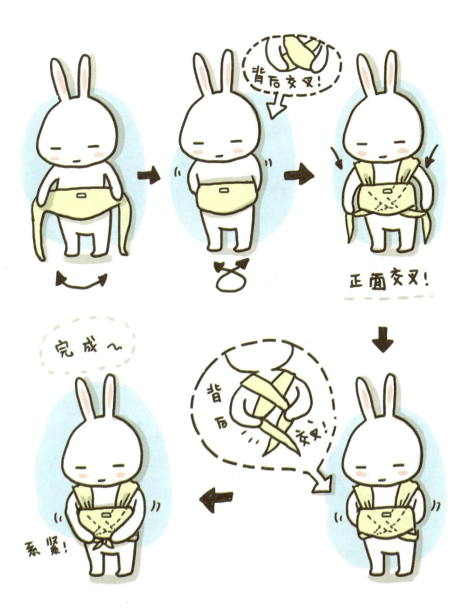

可以头朝外~

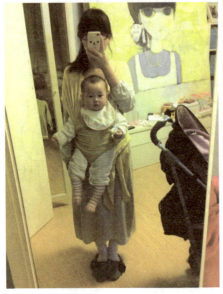

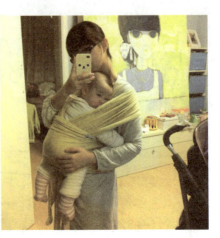

也可以头朝内 ♥

先绑后
包呢？还
是先包后
绑？！

一个人很难弄

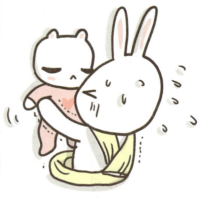

安全 ★★★★☆ ＋ 舒适 ★★★

方便 ★

性价比 ★★

缺点：太闷热～～
系绑太复杂！

春天～ 花大血本从日本千趣会
代购了"X"型背带！

500元

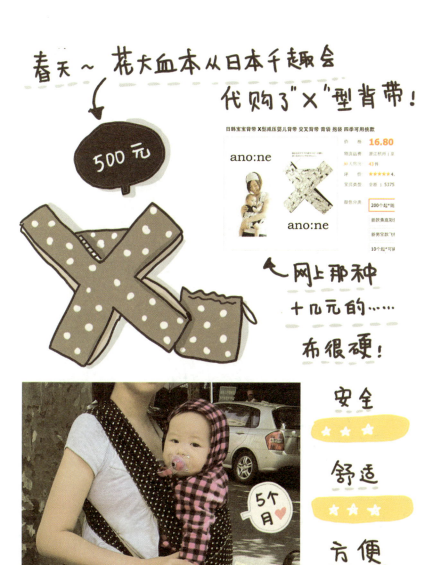

日韩宝宝背带 X型减压婴儿背带 交叉背带 背袋 抱袋 四季可用挑款

ano:ne

价 格	16.80
物流运费	浙江杭州 | 杭
30天销量	43件
评 价	★★★★★ 4.
宝贝类型	全部 | 5375
颜色分类	200个起*简

网上那种
十几元的……
布很硬！

5个月 ❤

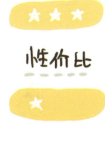

安全
★★★

舒适
★★★

方便
★★★

性价比
★

167

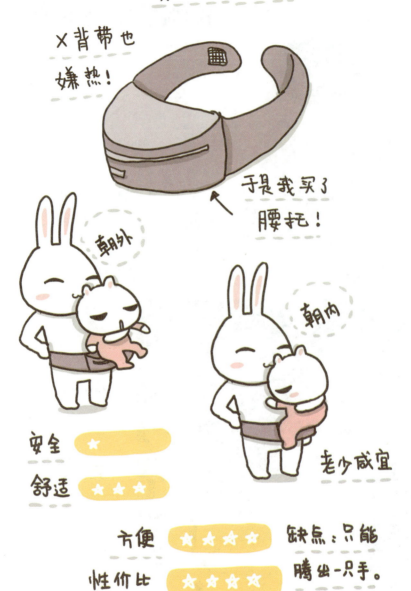

真到了大热天!

×背带也
嫌热!

于是我买了
腰托!

朝外

朝内

老少咸宜

安全 ★

舒适 ★★★

方便 ★★★☆

性价比 ★★★★

缺点:只能
腾出一只手。

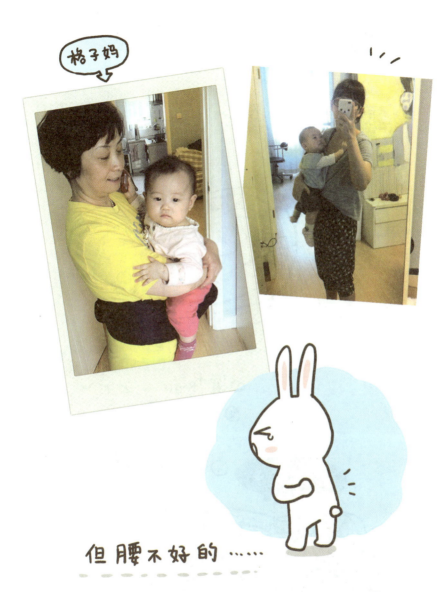

格子妈

但腰不好的……

再多背带也是浮云!

浴盆

当女儿刚出生时……

亲戚送了一个大浴盆~

挂网

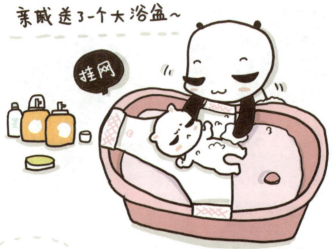

洗完后 ➡

① 穿尿布
② 润肤油
  + 按摩
③ 爽身液

充气的垫子

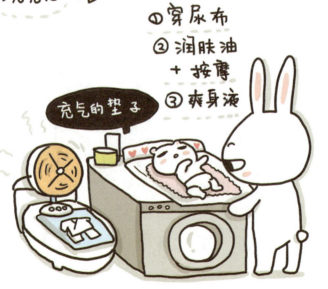

厕所
空间
有限~

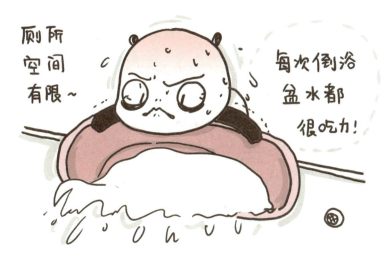

每次倒浴
盆水都
很吃力!

冬天来了……
担心她着凉~

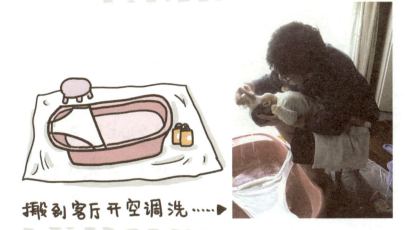

搬到客厅开空调洗……▶

7个月，终于可以坐着洗了！

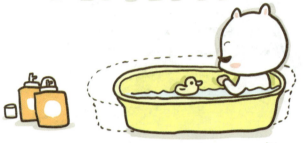

换了个小点的浴盆！

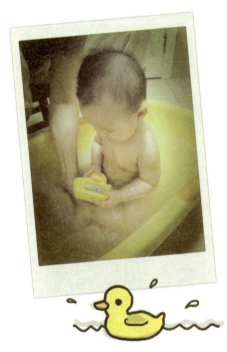

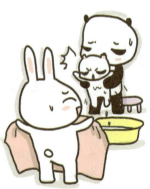

这时女儿已经爱上
洗澡了～不愿起来！

1岁后，为了节约空间
我们又换了新的浴盆♡

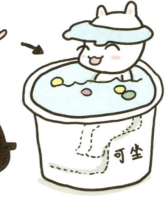

桶式

可坐

优点：省水，保暖！

另外，
还有： 各种盆

洗脸盆

洗脚盆

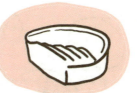

洗衣盆 (手洗)

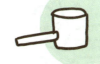

舀水勺

宝宝洗衣液

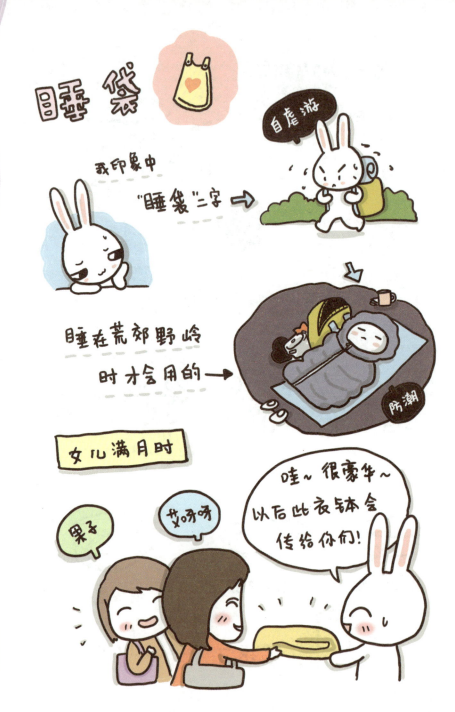

女人们送了一个睡袋~♡

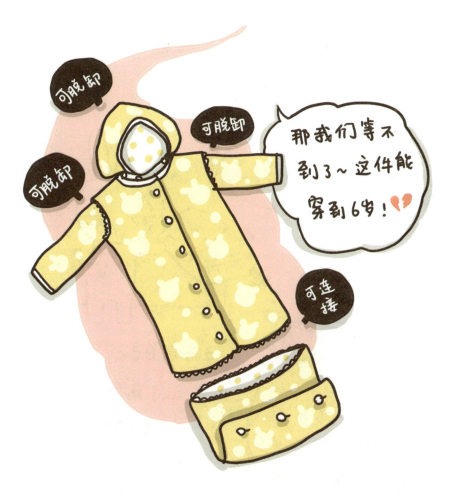

亲朋好友
送了各种
　　神奇睡袋：

但都很厚～

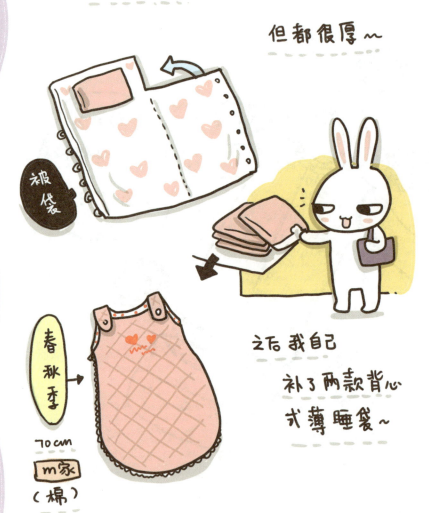

被
代
衣

春
秋
季
→

70cm

m家
（棉）

之后 我自己
　　补了两款背心
　　式薄睡袋～

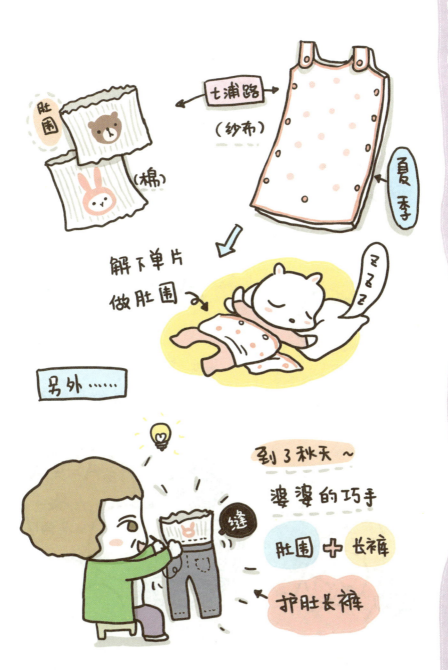

肚围

七浦路

（纱布）

（棉）

夏季

解下单片
做肚围

另外……

到了秋天～

婆婆的巧手

缝

肚围 ✚ 长裤

护肚长裤

奶 嘴

头几个月，由于母乳喂养，宝宝不会吃奶嘴……

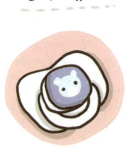

（怀孕时买的）

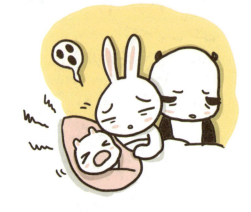

每次"作睡哭闹……
就想要是会吃奶嘴多好！

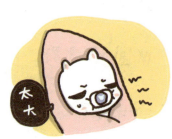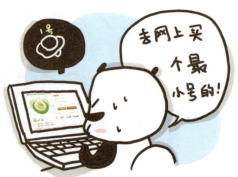

去网上买个最小号的！

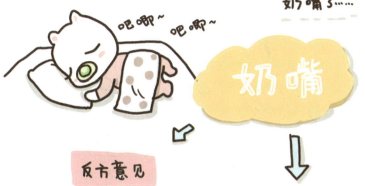

5个月的时候，终于会吃奶嘴了……

吧唧~ 吧唧~

奶嘴

反方意见

① 使宝宝的吮吸反射期延长。

② 会影响宝宝上下颌骨的发育。

③ 导致上下牙咬合不正。

④ 嘴唇不美观。

正方意见

① 0~2岁宝宝的口腔期用奶嘴能有快乐满足感。

② 奶嘴可以替代手指、毛巾、毛毯等，更安全卫生。

③ 提高睡眠质量。

④ 吸吮能促进脑部发育。

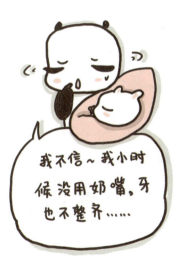

我不信~我小时候没用奶嘴，牙也不整齐……

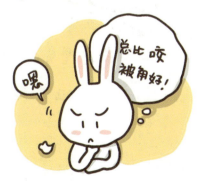

嗯

总比咬被角好！

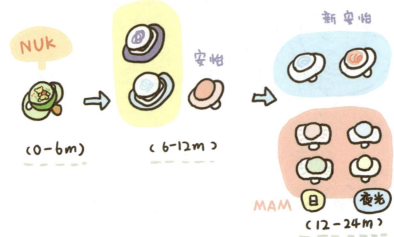

半夜里会把奶嘴吐出……
记得要用夜光的哦〜

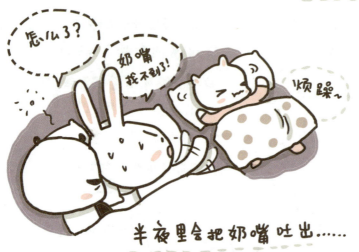

公厕大作战

带宝宝出门最怕……💩

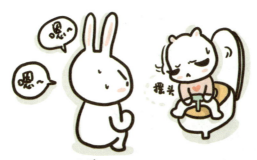

所以出门前少不了要做这一步！

否则……　　　　　0-1岁 ——▶ 母婴室

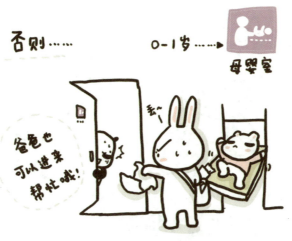

出门会尽量挑有母婴室的场所！

不然……

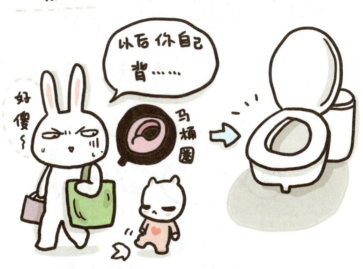

往往越怕什么越来什么……

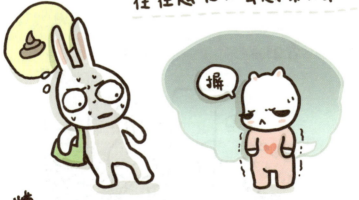

糟了……
这次没带马桶圈……

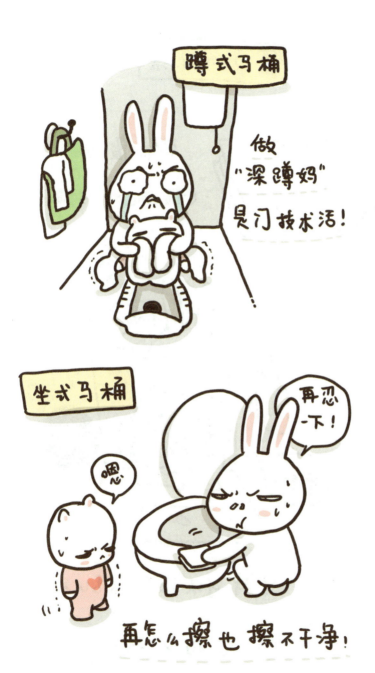

最好的办法

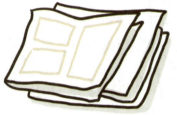

带点废纸

（报纸、广告纸……）

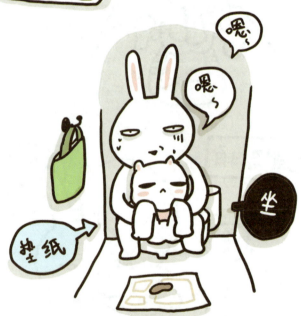

这样可以应变不乱～

打持久战！

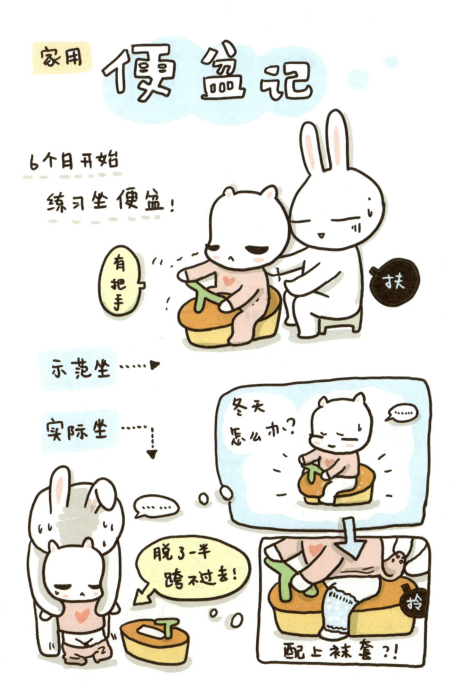

终于解决了脱裤子的问题！

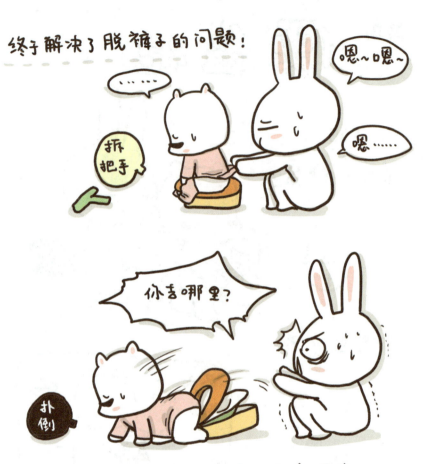

可更大的问题是：宝宝不肯坐便盆！

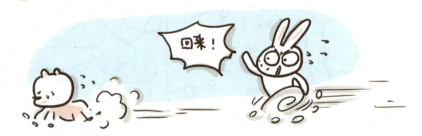

就算硬把她
按住……

按在便盆上!

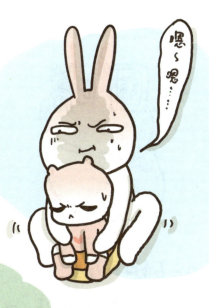

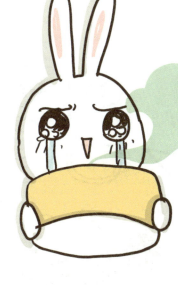

终于

成功啦!

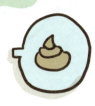

可是……

这个便盆……

谁来洗呢?!

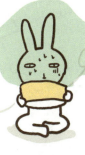

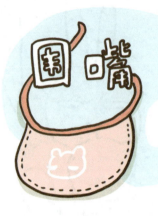

围嘴

小记 ♡

▶0-6个月的宝宝
　　绝对是"口水娃"~

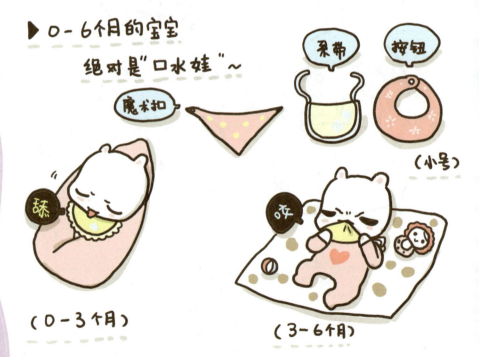

柔带　　按钮

魔术扣

（小号）

舔

（0-3个月）

咬

（3-6个月）

▶ 1岁的宝宝平时不用围嘴了~

吃东西时用中号 👉

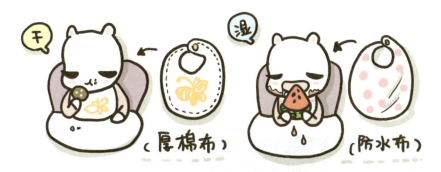

干

（厚棉布）

湿

（防水布）

▶ 1-2岁

对付"漏嘴巴"的神器~

（大号）

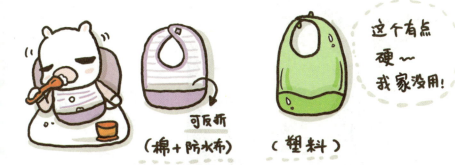

可反折

（棉+防水布）

（塑料）

这个有点硬~

我家没用！

如果穿得
漂漂亮亮出门
吃饭 ----▶

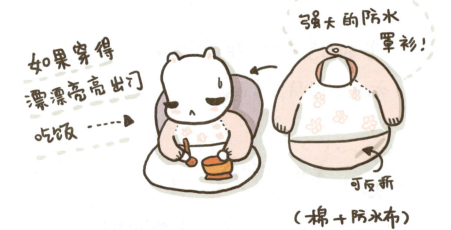

强大的防水
罩衫！

可反折

（棉+防水布）

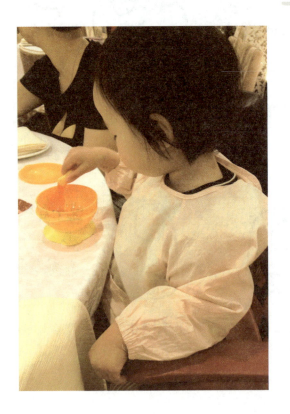

小忆实拍~

190

袜子篇

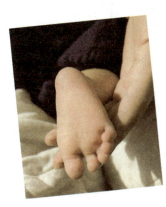

宝宝是头热脚凉的,
所以袜子很重要!

（0-6个月）

 棉袜

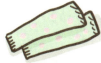 厚毛巾内里袜

尺寸(6-9)

保暖神器—袜套！

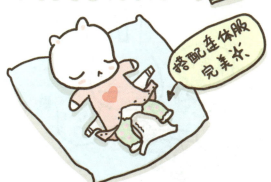

搭配连体服
完美袜

注：别买便宜货！！！

正品   便宜货

 松
织法
考究

 勒
大腿！

 反面也
平整！

 反面
乱！
毛球

191

如果不幸已买到便宜货……♪

①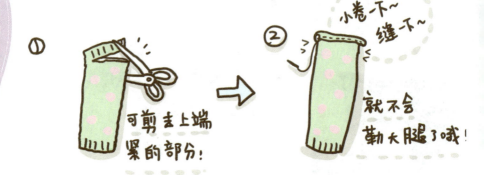

可剪去上端紧的部分！

② 小卷一下~ 缝一下~

就不会勒大腿了哦！

③ 至于毛球……

每周修一次！

（结果越来越薄……♪）

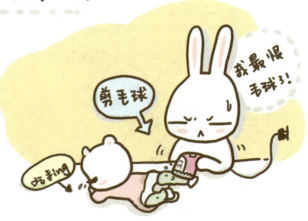

我最恨毛球了！

剪毛球

好手ing

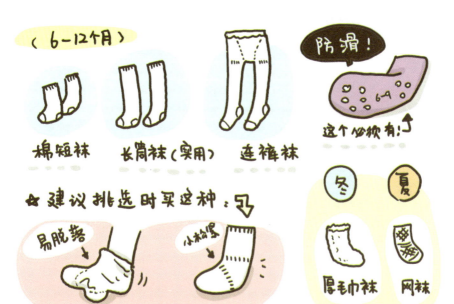

〈6-12个月〉

棉短袜　　　长筒袜（实用）　　连裤袜

防滑！

这个必须有！↑

☆建议挑选时买这种：↴

易脱落　　　　　小松果

冬　　夏

厚毛巾袜　　网袜

▶ 为什么中筒袜实用呢～

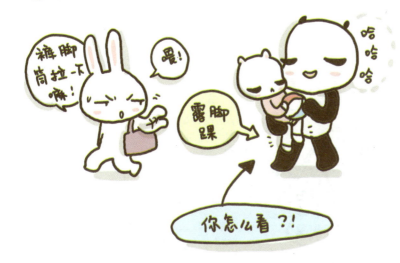

裤脚筒拉一下嘛！

晕！

露脚踝

哈哈哈哈

你怎么看？！

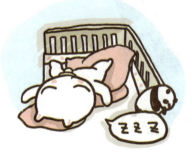

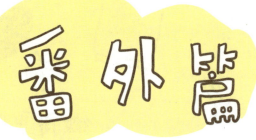

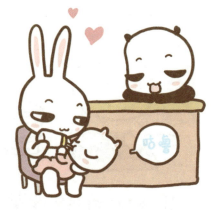

本书的来源

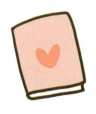

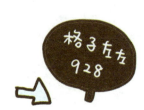
格子左左
928

微博更新！

上传中……

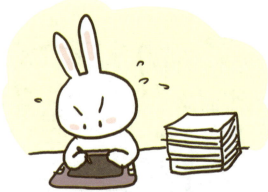

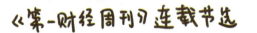
《第一财经周刊》连载节选

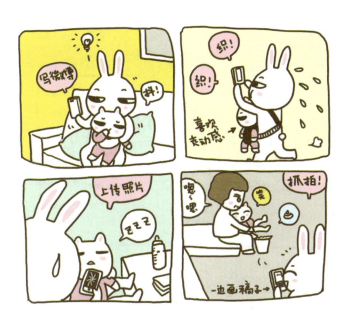

自从有了小忆，能单独上个网的时间都是奢侈的！

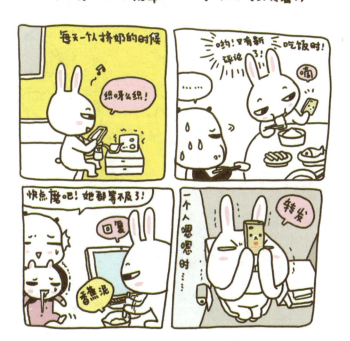

女人的问题

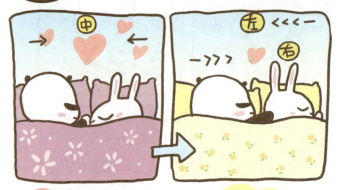

新婚时♥　　婚后

据说看一对夫妇睡相可以推断其状态。

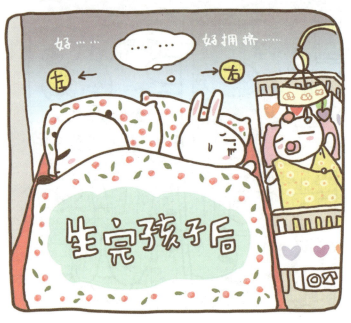

生完孩子后

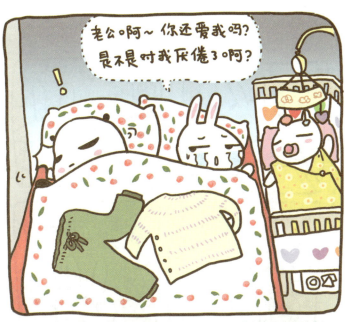

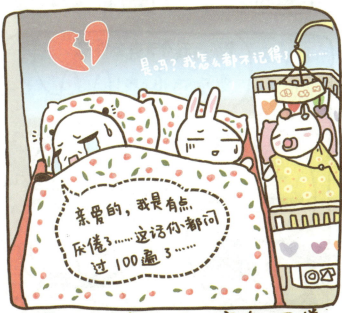

因为这个答案女人听100遍都不厌倦~

生个孩子傻3年

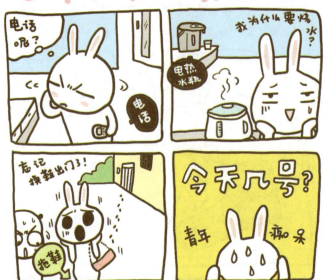

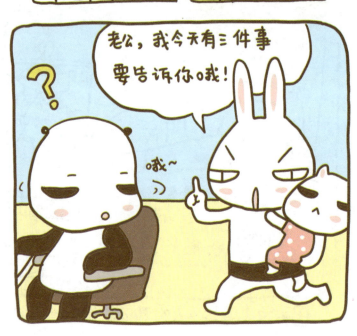

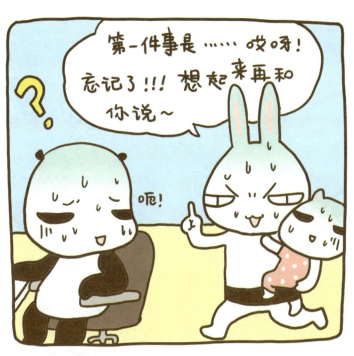

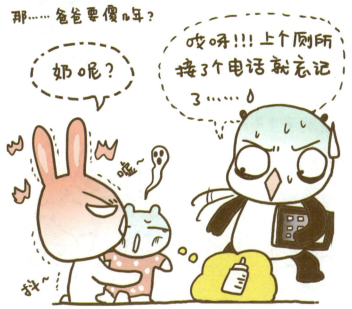

记事表

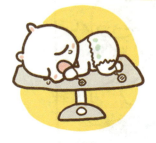

0个月

这个时期的宝宝，
吃了睡，睡了拉，拉了
再吃……

只会用哭声来表达，
只能平躺……ㄥㄥ zzz

Love

LOVE YOU

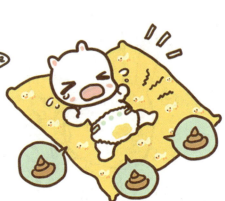

1个月

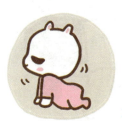

2个月

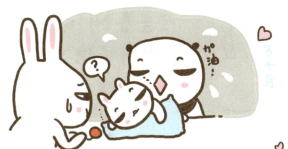

会抬头，会笑，
非意识的叫唤。

会抓握，手眼协调，
对声音有反应，会翻身。

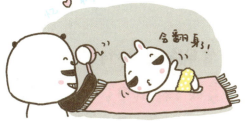

会认人，喜欢音乐，
能扶坐，会抬腿，
翻身熟练。

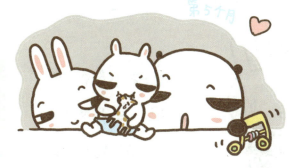

能稳稳地坐着，
会抓握玩具，
知道自己的名字，
咿咿呀呀叫唤。

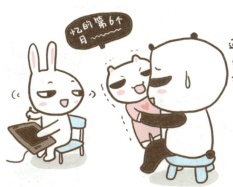

203

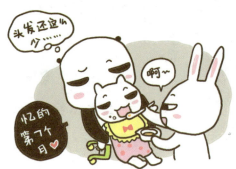

会连着翻滚，
坐得很稳了，
喜欢照镜子……

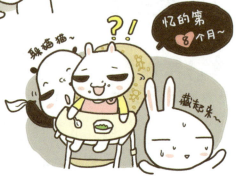

会用屁股爬行，
喜欢撕纸巾，
会捏起小豆子。

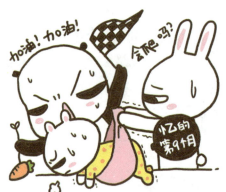

会捏响小长颈鹿，
认识一些日用品，
会模仿打电话。

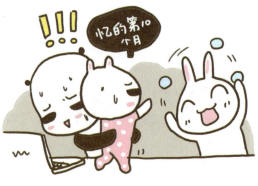

会叫"爸爸"，
"妈妈"，
喜欢躲猫猫。

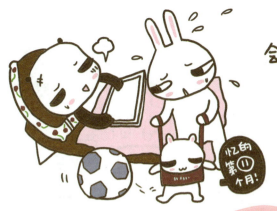

会玩手机、平板电脑，
会飞吻、说再见，
会叫人。

扶着沙发站立，
会模仿"狐狸"、
"小猪"。

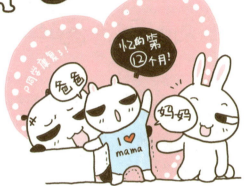

虽然小忆
一岁时，

还不会
走路⋯⋯

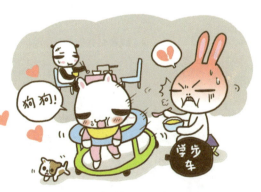

但其实，每个孩子的成长过程都是不一样的，
不用着急，孩子总有一天会长大的呢 ♥

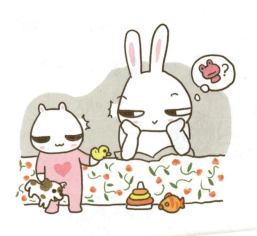

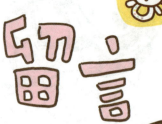

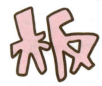

漫画中讲述了新手父母的各种凌乱和抓狂，"原来，很多妈妈当时和我一样啊！"一部充满各种笑料的新手父母的成长史，谁说不是呢？经历过的，听懂的，会会心一笑；没经历过的，听会感慨。原来，就生活中充满了这么多的爱和乐趣啊！

沈薇颖

—— 一位5岁古板妈妈

当妈是件苦乐交织的事。
看格子九九的育儿日记，绝对属于"乐"的那部分。
看完了，可以就地满血继续"孕受"当妈的日子。

魏丽沙

一位7岁女孩的妈妈

206

想起当年还看了格子左左的待产日记，深深地感叹女性的伟大与生命的不可思议！

宝宝每天都带给她惊喜，所以她的育儿漫画也同样带给我们惊喜，并引起了不少妈妈们的共鸣，也让其他年轻的读者从中学到了不少育儿知识喔！真是太有助益的漫画了！

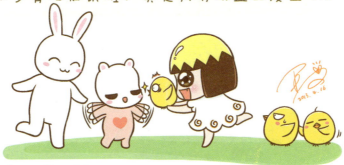

祝新书大卖！

图·文／蛋蛋
网络动漫日语节目主持人

原来大家都一样！

那么多文字难以尽述的甜酸苦辣，被这个小女子用那么萌、那么Q的小漫画记录下来——原来大家都是这样的苦中作乐啊！初生宝儿第一年，大家都经历着同样的纠结、操心与牵挂，读来处处"于我心有戚戚焉"，让我忍俊不禁地在心里偷偷地笑。

翻着这本小书，再回头想想那些小情绪：小惊喜、小苦涩、小担心、小甜蜜……转眼看着已经4岁的儿子，最终弥漫开来的是浓浓的温情与爱意。

施维

一位4岁
男孩的
妈妈

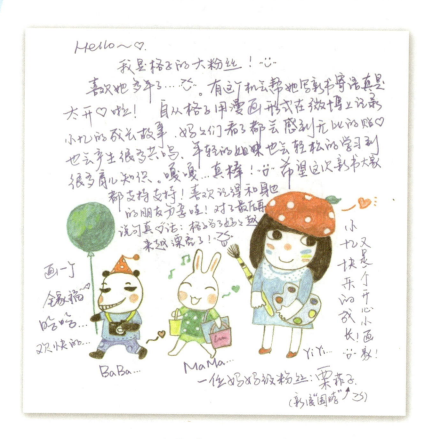

Hello～♡.

我是格子的大粉丝！♡

喜欢她多年了……♡。有这机会帮她写新书寄语真是大开♡啦！自从格子用漫画形式在微博上记录小扎的成长故事，妈妈们看了都会感到无比的贴♡也会产生很多共鸣。年轻的妈咪也会轻松的学习到很多育儿知识。嘿嘿……真棒！♡希望这次新书大家都支持支持！喜欢说得和耽的朋友多幸哇！对了最后再说句真♡话：格子格子妈么快来感谢启了！否

画一了
全家福～
哈哈
欢快的…

BaBa…

MaMa…

Yi Yi…

小扎又是个开心小画家！

小扎快乐的成长！

一位妈妈级粉丝：栗菲子
(新浪"围脖"♡♡)

谢谢一直支持喜爱格子漫画的各位朋友，你们的每条留言，每条回复，我都有看到哦～ 由于篇幅原因无法一一刊登了，但这些都是我创作的动力！

真的超感谢你们哦♥♥

谢谢P同学，谢谢我的家人们，谢谢上海世图，谢谢编辑苏靖♥……

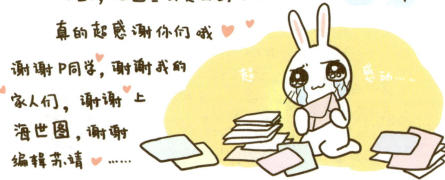

up up

超 感动…

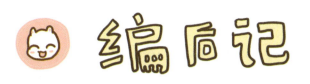

编后记

很早就见过格子的照片，知道她是人气漫画家兼超级美妈。但当一个梳着洋葱头、一身休闲装扮的女孩闯入我的视线时，我不禁惊呼："格子要不要这么年轻啊！"

此番相识的场景，发生在去年夏季，美罗城的星巴克里。而我，从心底里喜欢上这个沉静、美丽、俏皮、清新的"80后"妈妈。

格子是公众人物，青睐她的出版社和编辑很多。但人与人之间的缘分就是这样奇妙。或许这就是格子所谓的"状态和气场比较合"吧。之后围绕书稿的各种讨论、育儿理念的各种交流，我们都默契十足。格子曾赞许我的敬业和不计回报，其实，更多的是我要感谢她，感谢她的灵气、真诚，以及一路创作的执著。

育儿日记的编辑过程很顺利，赏心悦目的漫画提升了编辑工作的幸福指数，和格子的各种思想碰撞都已融入一个个让人忍俊不禁的小故事中。

最后，感谢为育儿日记尽心尽力的Perry，感谢我们的编辑团队，感谢即将翻开绘本的每一位朋友。一路相伴，很美好。

2岁宝宝的妈妈兼本书责编

苏 晴

图书在版编目（ＣＩＰ）数据

格子左左育儿日记／格子左左编绘. — 上海：上
海世界图书出版公司，2013.6
ISBN 978-7-5100-6167-7

Ⅰ.①格… Ⅱ.①格… Ⅲ.①婴幼儿—哺育—基本知
识 Ⅳ.①TS976.31

中国版本图书馆CIP数据核字(2013)第098272号

责任编辑：苏　靖
封面设计：沈庆扬

格子左左育儿日记

格子左左　编绘

上海世界图书出版公司出版发行

上海市广中路88号

邮政编码　200083

上海市新艺印刷有限公司印刷

如发现印刷质量问题，请与印刷厂联系

（质检科电话：021-56683130）

各地新华书店经销

开本：890×1240　1/32　印张：7　字数：100 000

2013年6月第1版　2013年6月第1次印刷

ISBN 978-7-5100-6167-7 / T·207

定价：28.00 元

http://www. wpcsh.com.cn

http://www. wpcsh.com

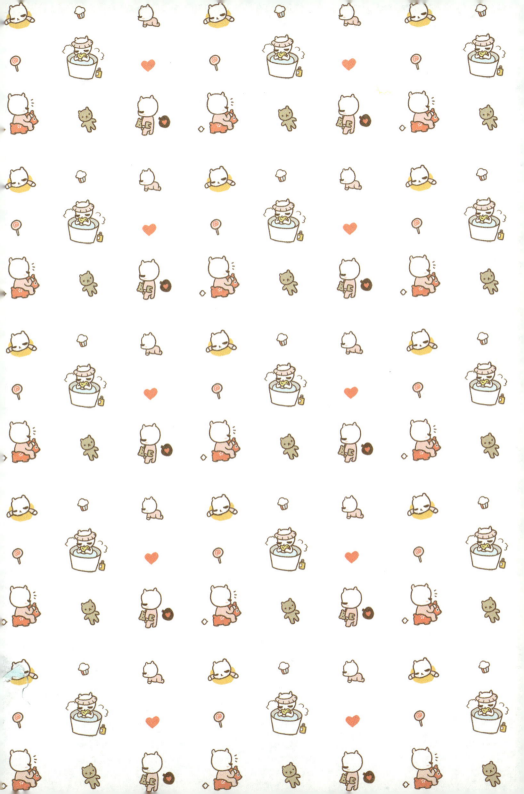